崔庚寅
张翠英 编著
崔凌浩

人脑：
自然界最伟大的奇迹

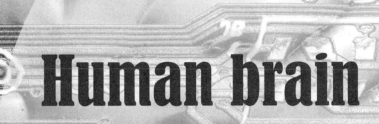

Human brain

河北出版传媒集团
河北科学技术出版社

图书在版编目（CIP）数据

人脑：自然界最伟大的奇迹／崔庚寅，张翠英，崔凌浩编著．— 石家庄：河北科学技术出版社，2012.11（2024.1 重印）
（青少年科学探索之旅）
ISBN 978-7-5375-5548-7

Ⅰ．①人… Ⅱ．①崔… ②张… ③崔… Ⅲ．①脑科学—青年读物②脑科学—少年读物 Ⅳ．① R338.2-49

中国版本图书馆 CIP 数据核字 (2012) 第 274626 号

人脑：自然界最伟大的奇迹

崔庚寅　张翠英　崔凌浩　编著

出版发行	河北出版传媒集团　河北科学技术出版社	
地　　址	石家庄市友谊北大街 330 号（邮编：050061）	
印　　刷	文畅阁印刷有限公司	
开　　本	700×1000　1/16	
印　　张	12	
字　　数	130000	
版　　次	2013 年 1 月第 1 版	
印　　次	2024 年 1 月第 4 次印刷	
定　　价	36.00 元	

前　言

当今世界，科学技术发展突飞猛进，人类对大自然的探索正在取得日新月异的惊人突破。人类已经登上月球、遨游宇宙；已经能合成生命物质，并破译了自身生命的遗传密码；已经娴熟地掌握了电子的运行规律，在世纪之交步入了信息网络时代。

毫无疑问，这些伟大科学的进步靠的正是人类智慧的大脑！正是靠仅仅1400克左右的人脑，人类的目光不但穿越了浩瀚无垠的银河系，而且钻进了奥秘无穷的原子世界。大脑所释放出来的巨大智慧能量，是任何东西也无可比拟的！美国著名科学作家阿西莫夫指出：“人类之所以成为地球上的统治者，仅仅因为受惠于一种特殊的重要器官——大脑。”

大脑，创造了人类灿烂文化的大脑，具有无穷智慧能量的大脑，无疑是宇宙中一团最神秘莫测、最具魅力的物质。因此，揭开大脑的秘密，开发大脑的无限智慧，理所当然地成了一项最具魅力的工程，也毫无疑问地成了科学家面前最难攻克的科学堡垒。

1963年诺贝尔医学和生理学奖获得者、澳大利亚的脑科学家艾克尔斯说：“在试图了解人脑的作用上，人们遇到了最严重的挑战：没有给你任何东西，没有操作的图解，没有制造者的说明书。”

时至今日，大脑的庐山真面目仍然使我们扑朔迷离。过去，人们经常把难以做到的事情说成"比登天还难"。人类历史的发展则表明：登天不容易，而攻克人类大脑这座科学堡垒更难!

但是，困难从来也没有阻挡住人们对大脑秘密探索的步伐。人类在向大脑这座科学堡垒发动不懈进攻的历史征途中，既留下了勇敢探索者们可贵的足迹，也洒下了科学家们辛劳的汗水。本书不但带你游览大脑世界里的山山水水，观赏生物电闪烁的生命之光，展示大脑王国中四通八达的通讯网络，洞悉大脑黑箱中的神秘操作；而且还将使你看到科学家们执着的探索精神和科学所具有的巨大魅力。

本书一定会使你大开眼界、增长知识，使你解除不少关于大脑问题的疑惑，增加对大脑活动规律的认识。愿本书能够激发出你大脑的无穷潜能，起步成才，并使你为祖国的强大和人类科技的发展做出更大的贡献。

崔庚寅

2012年10月于石家庄

目　录

奇妙的"生物电"之谜

高效的"CPU"运作

五 发达的"脑王国"通讯

六 神秘的"脑黑箱"操作

七 最难攻克的科学堡垒

一、最古老的科学话题

自从有了人类以来，我们人类就一天也没有停止过对大自然的探索。气候为什么会有一年四季的奇妙变化？天空中为什么会刮风、下雨？大地上为什么会周而复始地生长出各种各样的植物？当然了，人们对自己的身体更是感到好奇，特别是对自己头脑一系列问题感到迷惑不解，并产生了浓厚的兴趣。人类为什么会有喜、怒、哀、乐？为什么会感到饥渴、疼痛？为什么会睡眠？人类的思维、意识、灵魂等是怎么产生的？人类的灵魂、思想活动是哪里产生的？它们到底是怎么回事？

可以说，人类对自己头脑的探索，与人类历史本身一样的悠久长远。人类对自身头脑的探索，是个最古老的科学话题。

● 灵魂是身外之物吗

在远古时代，科学水平十分低下，人们的认识水平也受到了极大的限制。但是，人们看到了这样一种极为普遍的现象——所谓的灵魂，也只能是活着的人才会有，人一旦死亡，就不会再有灵魂了。

所以，人们首先把灵魂与生命现象联系起来。那么，生命的最直观标志是什么呢？是呼吸。最初人们就认为，人的所谓灵魂，就是一股与呼吸活动有关的"气息"。人活着的时候，就有呼吸活动，也就能进行一定的思维活动。呼吸停止了，人也就死亡了，思维活动也就没有了。人死亡以后，灵魂到哪里去了呢？大概是离开身体跑了。

我们在睡觉的时候，经常会做梦，梦见我们可以无拘无束地在天空中自由飞翔，也可以在大海中遨游。但是在现实生活中，这些活动一般人是无法实现的。

由此，人们开始思考，人类的灵魂与我们的身体大概是两回事。身体是身体，灵魂是灵魂，灵魂是身体以外的某种独立存在的东西。人为什么会活着呢？所谓活着就是灵魂"附着"到我们身体躯壳上的结果。人一出生，灵魂就进入到我们的躯壳中，居住在我们的身体内部，支配着我们的各种活动。当然，人死亡以后，就是灵魂从我们的躯壳中永远地飞跑了。我们的躯体可以死亡腐烂掉，但是灵魂是不会死亡的。它可以从一个躯壳出来再到达另一个躯壳中居住。所以时至今日，人们仍然存在着许多关于这种认识的迷信说法，什么"下辈子转世"、"投胎"等，这都说明灵魂是不会"死亡"的，与我们的身体不是一回事，是独立于我们身体以外的某种看不见、摸不着、永存不朽的精神。

那么，做梦到底是怎么回事呢？按照这种灵魂独立、永存不朽的说法，人在做梦的时候，就是灵魂暂时地离开了我们的

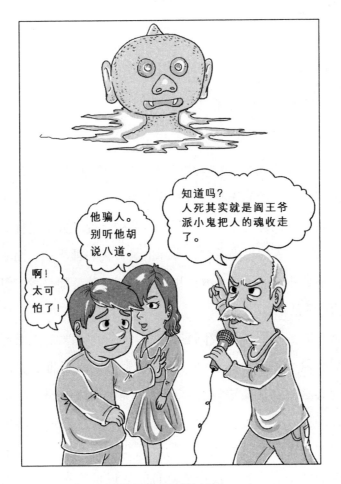

现在谁还相信这些鬼话呢

身体，如果是灵魂到了天空中，就是我们在梦中上天飞翔，如果是灵魂到了大海中，那就是我们在梦中下海畅游。对了，现在民间常说的"吓得丢了魂""灵魂附体""灵魂出窍"等，大概就是古代人们认识灵魂的一种痕迹吧。不然，为什么会有这样的说法呢？

● 是"心思"还是"脑思"呢

我们现在都知道"心思"和"心理"的意思。其实这些词汇正反映了我们人类对自身认识的一个阶段。随着人类社会的发展，人们还是逐渐认识到，所谓的灵魂，并不是什么"身外之物"。人的思维活动，实际上是一种心理活动。而心理活动，不是外来的什么灵魂作用于我们的身体，而是我们身体本身的一种活动。

大家一定听说过我国春秋战国时期的哲学家、思想家孟子吧。孟子就明确地说过"心之官则思"，意思是说，我们人的心脏的功能是进行思维活动。现代汉语中的"心思"一词，恐怕就是由此而来的。孟子是一个大思想家，他和孔子创造的儒家思想对后人产生的影响非常巨大。虽然孟子关于灵魂的驻地、思维活动产生器官的认识是错误的，但也深深地影响了后人。

唯物主义的哲学家荀子也认为，"心居中虚，以治五官""心卧则梦"。汉朝时期的杨雄说得更加明白，"言为心声"。这说明我们的先人们认为，心理活动产生于我们的身体本身，产生心理活动的器官就是心脏。

关于心脏是产生思维器官的认识，对我们的影响是非常深刻而广泛的，以至于影响到我国文字和语言的形成与发展。

在我国的文字和语言中，许多表达思想、思维、情感和心理的字、词、语句，都与"心"字密不可分。譬如这样的单字有"思""想""意""念""悲""怒""恶"等，有的字使用了竖心旁，如"恨""情"等。许多有关心理的词汇和成语也与"心"字相关，譬如，"心思""想念""心慌意乱""心猿意马""心有灵犀一点通""铭记心中""心情""心灵""心心相印"等。

　　明明是大脑产生的活动，过去却都认为是"心"的活动。可以这样说，上述的字词和成语，其中的"心"字，都是"脑"字的误用。时至今日，我们仍然把大脑的活动称之为"心理活动"。如果我们要纠正上述的错误，就要把"心理"改说成"脑理"，把"心思"改说成"脑思"，不仅会使人啼笑皆非，同时也会给我们现行的语言文字造成很大的混乱。这些恐怕是我们一个不需要再纠正的错误，需要永远地错误到底吧。

● 亚里士多德的结论

　　关于心脏是产生思维和灵魂的器官的说法，不仅我们中国人曾经这样认为过，外国人也同样如此。

　　古代西方的哲学家柏拉图曾经提出：人的欲望、思想、智慧是从脑产生的。但是柏拉图没有能够提出充分的有力证据，使人们信服他的观点。所以，就连他自己的学生亚里士多德也不相信他的正确观点。

　　我们首先把时间上溯到公元前的384年。在一个很平常的日子里，古希腊的斯塔吉拉城(马其顿)诞生了一位古代最伟大的思想家——亚里士多德。亚里士多德的父亲是马其顿国王的御医。做医生的父亲十分喜爱他的儿子，幻想着让亚里士多德将来继承父业，也当一名医生。在亚里士多德的少年和青年时代，父亲就谆谆地忠告他，要细心观察大自然，仔细观察众多奇妙的生命现象。父亲的教导对亚里士多德产生了巨大的影响。

　　不过，亚里士多德是一位肯于动脑筋、又肯于动手的思想家。他知道，任何正确的科学观点都必须要有充分的证据来支持。于是，他经过数年的试验，先后对猫、狗、鸡、鸭等40多种常见动物进行解剖观察，试图从这些动物身上找到产生思维、储存感觉的器官。十分遗憾的是，他最终也没有找到，还是失败了。

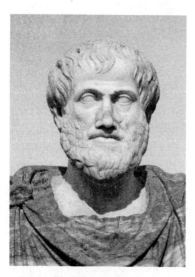

古希腊科学家亚里士多德

　　但是，亚里士多德还是对他的老师柏拉图关于脑产生思维、欲望的观点持怀疑态度。他曾提出：如果思维是脑活动的产物，那么，动物也是有脑的，难道动物也能够产生思维吗？动物又怎么会产生思维呢？亚里士多德认为，只有我们人类才具有思维活动。

　　人脑是产生思维活动的器官吗？亚里士多德开始观察人

脑。然而，无论如何他也没找出人脑是思维器官的科学依据。于是他提出，人体并没有专门产生思维的器官。但是，亚里士多德观察到，人的大脑在任何时候，其温度都比身体的其他部位高。脑袋温度高显然散热要多。由此亚里士多德提出，脑子充其量仅仅是管理心脏冷却的器官，而不是思维的器官。如果说人体有专门思维器官的话，那这个器官也一定是心脏，而不是脑！亚里士多德并未能从观察中得出正确的结论。

● 倒霉的狐狸与遭殃的猴子

古希腊时代，在关于人体思维器官的认识上，就产生了完全对立的两种观点。一派认为思维的器官是心脏，这是"心派"；另一派认为思维的器官是脑，这是"脑派"。两派观点对立，各不相让。造成谁也说不服谁的根本原因就是，哪一派也没有找出十分令人信服的科学证据。这样的对立一直持续了1000多年。因此，也就给人们的认识和行为带来了很大的混乱。这种情况不仅在外国，而且在我们中国也产生过影响。

有谁不想使自己更加聪明呢？原来愚笨的，想聪明起来；原来就聪明的，幻想着更加聪明。古代的人们根据"吃什么就补什么"的认识，开始了通过饮食使自己更加聪明的尝试。

相信"心派"观点的人认为，既然心脏是产生思维的器官，那么智慧就一定储存在心脏之中。所以，他们坚信可以通过吃动物的心脏使自己更加聪明起来、心眼儿多起来，所以大吃动物的心脏。后来，人们看到狐狸是十分狡猾、心眼儿最多的动物之一，于是掀起了一股吃狐狸心脏的热潮。这种荒谬的做法当然是不会有什么真正效果的。

相信"脑派"观点的人认为，既然大脑是产生思维的器官，那么智慧就一定储存在大脑之中。所以，他们坚信通过吃动物的脑子可以使自己更加聪明起来、心眼儿多起来，所以大吃动物的脑子。他们还认为越是聪明动物的脑子，对人的聪明"增补"效果也就越强，这当然使人们首先想到了猴子。很长

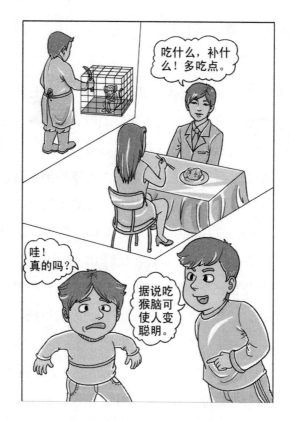

目前这种荒唐的做法我们身边仍可见到

一段时间内，民间流行着一股大吃猴子脑子的荒唐热潮。

于是在这些错误观点的误导下，猴子们遭殃了，狐狸们倒霉了。猴子和狐狸成了人类两种对立学术观点争论的牺牲品。这样做真的能够使人聪明吗？当然不会。但是如果今天我们从科学的角度来看，多吃动物脑子对于我们补充脑的营养成分是有一定的益处的。但是幻想着把动物的"聪明"直接补充到我们人的头脑中来，这是十分令人可笑的做法。

在我们中国，是不是曾经有过这样通过吃动物心脏、吃动物脑子来"补充聪明"的做法，我们没有考证过。但是中国的儒家思想是讲究"中庸"的，因此曾经产生过"心脑合一"的说法。

有人认为，人们常说的"眉头一皱，计上心来"，就是这种"心脑合一"观点的体现。认为心理思维、精神活动产生于心脏，然后转移到脑中储存。当人进行思维活动时，一皱眉头，储存在大脑中的思维就转移到心脏，然后再由心脏开始活动起来。

有意思的是，也有人认为汉字中的"思"字，也是"心脑合一"观点反映的证据。"思"字上方的"田"字，可能是从"囟"字演变而来的，"囟"是初生儿的脑囟门(象形字)，指人的大脑。"思"字下方的"心"字，当然就是指心脏了。按照汉字的造字原则，"思"字就是这样会义而成的。

上述这种说法是否正确，我们且不去管它。但是，人们在认识思维器官时，确实曾经有过"心脑合一"的观点。

● 最有力的证据

    人们对自身的认识，无论多么的艰难曲折，总是前进的，总是朝着正确的方向发展的。经过几千年的艰苦探索，人们终于找到了自身的思维器官——大脑。

    在我国的历史上，产生了很多著名的科学家，其中就包括许多医学家。这些科学家的许多见解都是富于开创性的。秦代时期的医书《皇帝内经·素问》里就说："头者，精神之府。"明代时期著名的大医学家李时珍也指出："脑为元神之府。"这些都明确地指出，脑汇集着我们人类的精神，脑是人类高级神经中枢的所在地。特别是清代时期的著名医学家王清任，他一生中不仅医治过大量的疾病患者，而且还大胆地亲自解剖过大量的尸体，进行了大量的病理学研究。实践出真知，王清任的医学实践使他得出了关于脑功能的正确结论："灵机，记性不在心，在脑。"这是多么简单明了的正确论述啊！

    在古代的西方，对脑功能研究做出了巨大贡献的科学家中，必须一提的就是古罗马的著名医生盖伦。盖伦的父亲是一位很有远见的建筑师，这使盖伦自幼就受到了极好的家庭教育。在盖伦刚刚懂事的时候，父亲首先让盖伦学习自然科学，在勤奋学习过程中，小盖伦逐渐产生了研究医学的强烈愿望。盖伦从17岁的时候就开始走上了医学研究道路，盖伦从事了角斗士医生的职业。在盖伦那个时代，是不允许解剖人的尸体的。为了搞清楚人体的许多奥秘，盖伦解剖过许多种小动物，尤其对狗和羊的解剖最多，这为他的医学研究起到了很大的促进作用。

盖伦运用极为粗糙简单的实验方法，对脑是产生意识的器官提出了最为直接、最为有力的实验证据。

极为普通的常见小动物，几件最简单的解剖手术器械。但不一般的是这些科学家独具匠心的实验方法，更不一般的是科学家高度敏锐的观察能力。

盖伦先后在许多种动物身上进行了多次重复性的实验观察。他把动物的胸腔打开，暴露出动物的心脏，然后用镊子使劲地夹捏动物正在收缩活动的心脏，观察动物的反应。在多次的实验观察中，盖伦看到有的动物对夹捏刺激产生吼叫，有的动物心脏受到夹捏刺激后产生呼吸急促的现象，也有的出现四肢挣扎活动……但是，从没有动物产生明显的感觉障碍，也没有动物产生明显的运动障碍。盖伦由此否定了心脏是产生思维的器官！

还是使用这样的方法，盖伦用镊子夹捏动物的大脑。发现所有的受试动物当大脑受到夹捏后，立刻就失去了全身的各种感觉，很快进入昏迷休克、无意识的状态，同时也失去了全身的各种意识性活动。道理再简单不过了，结论也再直接不过：感觉思维和随意运动都是由脑产生的！

盖伦关于脑功能的实验表明，不管是多么重大、艰难的科学课题，只要找到适宜的研究方法，就很容易得出正确的科学结论。由此我们也可以看出，科学方法上的创新，是推动科学研究的催化剂、核动力！

盖伦还对死亡的动物脑进行了解剖。他第一个发现，动物的脑不是一团"实心"的物质，脑的内部还存在着固定的"腔隙"。盖伦把脑内部的这个腔隙起名为"脑室"。脑室这个名词一直到现在还使用着。

脑是产生思维的器官的定论是盖伦利用动物实验对人类做出的一个重大贡献。到底脑的什么部位产生思维活动？盖伦的研究没有解决这个问题。当然我们没有任何理由责备盖伦的研究不深入，任何科学的发现和进步都是逐渐向前推进的。即使是再伟大的科学家，由于多方面的条件限制，其能力毕竟也是有限的。

● 谬论中的"合理内核"

盖伦的实验使人们确认了脑是产生灵魂意识的器官。然而，灵魂到底存在于脑的什么部位？此后的很长时期内，人们没有思考过这个问题，当然也就没有回答这个问题。

盖伦做梦也没有想到的是，正是他发现的脑室竟把后人对脑功能的研究引向了歧途。但是，盖伦是没有任何过错的。我们都知道，"腔室"是可以容纳东西的。那么，脑室是容纳什么东西的呢？

既然人是有思维意识和灵魂的，脑又是产生思维意识和灵魂的器官，那脑室一定就是贮藏灵魂的场地了。首先提出这种看法的是希腊一个叫作诺曼修斯的大主教。那么，脑室外周的实体组织是管什么的呢？诺曼修斯认为是没有任何价值的一堆"废物"，充其量是保护灵魂的外皮，就像是一间"房室"的外墙皮。

13世纪的阿尔伯托斯·马克诺斯在此基础上提出了"心灵小室"的荒唐说法。马克诺斯认为，人的脑中有三个"心灵小室"，每个小室都有自己特有的功能，专门贮藏不同的灵魂。第一个小室位于脑的前部，专门承受和汇集感觉，叫作"感觉室"；第二个小室位于脑的中部，专门主管判断和推理，叫作"想象室"；第三个小室位于脑的后部，专门容纳和编制记忆，叫作"记忆室"。这三个小室互相协同起来，共同管理着人的心灵活动。

马克诺斯关于"三个心灵小室"的说法完全出于主观的臆想，没有任何的科学依据，同时也把思维的产生部位完全颠倒了。但是，这个谬论中有它不容易被发现的"合理内核"，这就是——脑的不同部位是具有不同的机能的，即脑的机能是有定位分工的。

1664年，英国牛津大学教授威利斯第一个明确地提出，脑的功能中心不在充满脑脊液的脑室里，而在脑室外周的脑实质中。大脑皮质是记忆的地方，胼胝体主管想象，纹状体接受感觉。这种说法在今天看来，不是完全正确的。但是威利斯把脑的功能归于脑实质本身，否定了脑室贮藏灵魂，是人类对脑功能认识上的一个巨大进步。

　　如果后人要按照威利斯教授的思路继续研究下去，揭开大脑奥秘的时间可能会大大缩短。不幸的是，人们在对脑机能的探索过程中又发生了曲折，走了弯路。

　　1822年，以奥地利人哥尔为代表的一批人提出了荒谬的"颅相学"。这个学说认为，人的每一种"精神"和"能力"都严格地定位于大脑皮质上(这是正确的)。但是，这个部位的发达与否一定会反映到我们头颅骨的表面。据此他们荒唐地提出，人的头颅骨上存在着"才智""虚心""忠诚"等30多个区域，这就是著名的颅相学学说。

　　颅相学说是荒谬的，从来也没有得到过学术界的公认。但是这种学说流传的时间却很长。特别是一些别有用心的江湖骗子，从颅相学中受到了启发，打着"科学"的幌子，根据不同人颅相外观的差异，给人算命看相，愚昧人民，以骗取劳动人民的钱财。至今这样的骗术还时常出现，我们一定不要相信他们的骗人谎言。

　　我们说颅相学学说虽然是不科学的，但是这种学说的流行也"歪打正着"地巩固了"大脑是心理器官"的正确观点。更为重要的是，这种学说在一定程度上激发了人们对大脑皮质不同区域机能定位的研究。这是学说的提出者们所没有预料到的。这就好像一条自西向东的河流，在某一个河段，河水可能是向北流，甚至是反向西流的。但不管怎样，总体说还是在向东流的，在向前前进的。这正是，"青山遮不住，毕竟东流去"。

● 布洛卡的一锤定音

在"颅相学"提出以后，许多的科学家都开始研究大脑皮质的功能，几十年过去了，仍然没有取得什么进展。

法国著名的解剖学家兼外科医生布洛卡是一位勤奋、细心的科学家。他在给病人看病时发现了这样一个病例，一位原来会说话的病人，由于脑部受到伤害以后，就不再会说话，变成哑巴了。

为什么大脑皮质的这个部位受损伤以后就使人不能说话了呢？是偶然的巧合还是大脑这个部位受伤后的必然结果？这个问题引起了细心的布洛卡的极大注意。后来，布洛卡又发现了大量如此哑巴的患者。令人振奋的是，所有这样的患者，有的是大脑受伤，有的是大脑长了肿瘤，但所有的损伤部位都是发生在大脑左半球上，而且都发生在第三额回的皮质上。

1861年，布洛卡提出，人大脑左半球第三额回皮质，是人类的语言说话中枢。布洛卡的发现，第一次证明人大脑皮质上语言中枢的存在，并确定了大脑皮质"说话中枢"(发声中枢)的具体部位。

布洛卡的发现一锤定音，开始敲响了人类对大脑皮质机能分区定位认识的战鼓。极大地鼓舞了科学家们对大脑皮质机能定位的深入研究。

1870~1871年，德国有两位年轻的科学家，一位叫赫茨格，一位叫弗里奇。他们开始了在动物大脑皮质上的机能定位研究。他们把一根非常纤细的金属丝插到狗大脑的中央前回皮质上，令人惊讶的是，当对金属丝通电刺激时，狗的对侧肢体会发生抽动。重复对大脑皮质同一部位的刺激，会产生相同的肢体活动。如果改换刺激大脑皮质的部位，可以使狗产生不同的躯体运动。

据此，他们勾画出了动物大脑皮质运动区的粗略图谱。实验的结果使两位年轻的科学家激动不已。他们设想，如果如此刺激人大脑皮质的一定部位，是不是也会产生同样的躯体运动现象呢？

可惜的是，不是任何科学家都有可以在人大脑皮质上进行实验的合法机会。

四五年以后，美国一位叫作罗伯特·巴沙路的神经外科医生，在对一位女性患者进行脑颅手术时，首先在人类大脑皮质上进行了机能定位的刺激研究，取得了开创性的研究成果。后来的科学家们通过无数的实验研究，精细地描绘出了人类大脑皮质上的感觉区和运动区的图谱。对此，我们在以后的章节中还要详细说明。

我们说，后面的工作虽然不是布洛卡进行的，但是布洛卡对人类大脑皮质机能定位的研究是功不可没的！

通过以上对脑科学研究的简要历史轨迹的叙述，我们不难发现，科学研究是没有平坦的大道可走的。青少年朋友们，你能从中得到某种有益的启迪吗？

二、深邃的"脑世界"探秘

神经细胞是构成神经系统的基本元件，又称作神经元，它是一种很神奇的细胞，能够接收信息、处理信息和发送信息。由上百亿个神经元组成的浩瀚脑海，是人体最复杂的器官，是最令人感到深邃莫测的神秘"王国"。近些年来，世界各国的科学家都把对脑的研究作为科学研究的重要项目，而且取得了巨大的研究成果，正在为人类最终揭开脑海的秘密快步迈进。那就让我们大家共同深入到脑海深层去探索"脑世界"的秘密吧！

● 脑世界中的基本元件

1909年，著名的神经解剖学家卡加尔首先提出了神经元学说，并首创了"神经元"一词。他认为，神经系统是由数以亿计的神经细胞构成的，这些神经细胞之间没有直接的细胞质联系，它们都是彼此独立的细胞。如同电子管是组成各种电子仪器的基本元件一样，神经元是构成神经系统的基本结构元件，同时也是神经系统进行各种活动的生理机能单位和生活营养单位。神经元学说经过长期的争论，后来被大量的实验事实所证实。

到底什么样的神经元件才使得神经系统具有极为复杂的生理功能呢？

神经元的种类是很多的，它们的形态也是各不相同的。但是一个典型的神经元都是由三个基本部分构成的：神经细胞体、树突突起和轴突突起。

细胞体是神经细胞进行生命活动的代谢中心，形状很不规则。一个神经细胞里面都有一个细胞核和很多种细胞内部的小器官。每个神经的细胞体上又都长出了许许多多的纤维状突起，叫作树突和轴突。树突一般都比较短，且有较多的分支，一个神经元有很多个树突，形状犹如树枝一样，因此才有了树突的名称。但是一个神经元只有一根轴突，轴突一般分支比较少，只是到末梢才有少量的分支。轴突一般都比较长，我们人体最长的轴突从脊髓发出来，一直到达我们的脚趾，可长达1米多呢。

树突的作用是接受各种刺激，产生神经冲动，并且将产生的神经冲动向着细胞体方向传导。轴突的作用是将神经细胞体产生的神经冲动向外发送出去，传向轴突的末梢。

大多数的轴突纤维外面都由一种叫作雪旺氏神经胶质的细胞包裹成一节一节的。有了神经胶质细胞的包裹，就像是一条金属电线外面套上了一节节绝缘的塑料外皮，我们称之为髓鞘。髓鞘的作用非常重要，由于它是绝缘的，所以使得神经纤维在传导神经电脉冲时，就不至于将电信号"串线"或与其他的神经纤维发生信号"短路"，这就完全保证了神经纤维上传

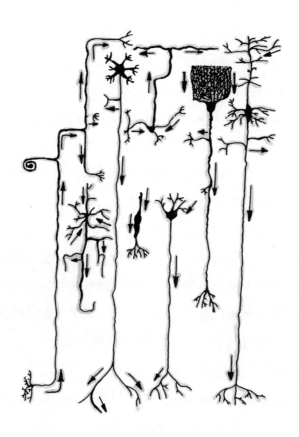

形态各异的神经元

导信息是高度准确的。更为奇特的是,神经纤维有了这一节节的髓鞘包裹,竟然能让神经纤维传导神经兴奋电脉冲的速度成倍地提高,使神经纤维成为名副其实的"信息高速公路"。

在脊髓和脑中枢内部,神经细胞体大多数都是成群结队地组成一团一团的,极少有单独存在的"个体户"。这也就使得中枢内部的神经纤维也常是成束成缕地集中在一起,形成中枢神经系统内部的神经传导束。从神经中枢发出来的神经纤维,也都是集中成束在一起行走,众多的神经纤维集成的束,叫作神经干。人体中比较粗大的神经干，都有具体的名字，如坐骨神经干、脑神经干等。即使是一根肉眼可见的非常纤细的神经干，也都是由成千上万根神经纤维的突起合拢在一起形成的。

由于神经元的结构不完全相同，它们的功能上也是有一定的差异的。科学家们常常根据它们之间的种种差异，将神经元分为许多种类型。按照神经元的功能不同，结合神经兴奋传导的方向，一般可把神经元分为三大类，即感觉神经元、运动神经元和中间联络神经元。

感觉神经元的树突末梢装置称为感受器，它是感受各种刺激信息，并将刺激信息转化为神经冲动的装置。感觉神经元接受机体内部或外部的刺激，专门将产生的神经冲动传入神经中枢(脊髓或脑)。因此感觉神经元也叫作传入神经元。

运动神经元所支配的器官和细胞，叫作效应器。运动神经元是专门负责将中枢内的神经信号以电脉冲的形式由轴突从细胞体发出来传到效应器的，从而引起肌肉收缩或腺体分泌液体和激素。因此运动神经元也叫作传出神经元。

中间联络神经元只存在于中枢神经系统的内部，它接受其他神经元传来的冲动，然后又将冲动传给另一个神经元，起着将两个神经元联系起来的中间联络作用，它的名字也由此而来。

根据一个神经元对下一个神经元的作用不同，也可将神经元分为兴奋性神经元和抑制性神经元两大类。凡是兴奋性的神经元活动，它都可以使下一个神经元产生兴奋，活动加强。凡是抑制性的神经元，它们在兴奋时都可以抑制下一个神经元的活动，使下一个神经元的活动减弱或者停止。

在中枢神经系统内部，神经元的数目数以亿计。每个神经元又有成百上千条的纤维突起，它们之间的联系网络是极其复杂的。再加上这些神经元中，既有兴奋性的，又有抑制性的，这就构成了中枢神经系统功能活动的复杂性。大脑皮质上复杂的神经网络联系是产生人类复杂心理活动和无限智慧的基础。不管这个网络如何复杂，简单归纳起来，大致不外乎有以下几种联系方式。

第一种就是辐散式联系。一个神经元通过它的轴突末梢分支与许多个神经元发生联系，称为辐散式联系。所以当这个神经元兴奋时，就会引起许多神经元兴奋或者抑制，这样就可以使神经中枢内部的兴奋活动或抑制活动的影响范围不断扩大，产生所谓的兴奋或抑制的扩散现象。

第二种就是聚合式联系。众多神经元的轴突末梢共同与同一个神经元发生联系，这种联系方式叫作聚合式联系。当然，在与之建立联系的众多神经元中，可能既有兴奋性的，也有抑制性的。如果它们同时传来神经冲动，集中作用到这个神经元上时，就会使许多的兴奋与抑制产生对抗和抵消，既使原来的兴奋活动减弱，也使原来的抑制活动减弱。兴奋信息和抑制信息对抗抵消的过程叫作信息的总和。所以，聚合式的神经联系是信息在同一神经元上产生综合、分析的结构基础。

第三种就是链锁状联系。兴奋通过链锁状的联系可以扩大其作用范围，也可以使效应器的活动得以延长。

还有一种就是环状联系。在环状式的神经联系中，如果其中的每一个神经元都是兴奋性的，这就可以使原来的神经元的

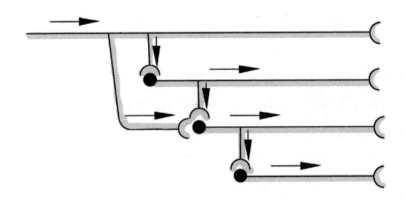

中枢神经元的主要联络方式

活动越来越强，在神经控制学中这叫作正反馈。如果这个环路中有一个神经元是抑制性的，那就会使原来的那个神经元的活动受到抑制，形成所谓的负反馈。

由于每一个神经元都与另外成百上千的神经元形成复杂的神经网络联系，所以，中枢神经系统内部的神经元环状网络几乎是无限多的。神经学家们认为，中枢神经系统内部的环状网络是形成暂时记忆的神经结构基础，因为它可以使某一信息在这个环路中往返循环回荡，保留一定时间而不至于消失。

由上可见，多种多样的神经联系方式，又赋予了中枢神经系统更为复杂多变的生理机能。谈到这里，还是让我们把视觉的镜头拉远，鸟瞰一下神经系统"大世界"吧。

神经系统包括脑、脊髓以及同脑和脊髓相连的脑神经和脊神经等，它分为中枢神经和周围神经两大部分。

中枢神经包括脑和脊髓，脑位于脑颅腔中，脊髓位于脊柱的椎管内，二者在枕骨大孔处互相连续，构成整个中枢神经系统。

周围神经的一端同中枢神经的脑或脊髓相连，另一端通过各种末梢装置与身体其他器官、系统相联系。周围神经包括从脑发出的脑神经和从脊髓发出的脊神经两部分。

脑由大脑、间脑、中脑、脑桥、延髓和小脑六部分组成。科学家们通常把中脑、脑桥和延髓三部分合称为脑干。

脑神经从脑中发出，共计12对。其中由大脑发出第I对脑神经；由间脑发出第Ⅱ对脑神经；由中脑发出第Ⅲ和第Ⅳ两对脑神经；脑桥发出第Ⅴ、Ⅵ、Ⅶ、Ⅷ四对脑神经；延髓发出第Ⅸ、Ⅹ、Ⅺ、Ⅻ四对脑神经。这些脑神经，有的专门管理感觉，叫作感觉神经(即传入神经)；有的专门管理运动，叫作运动神

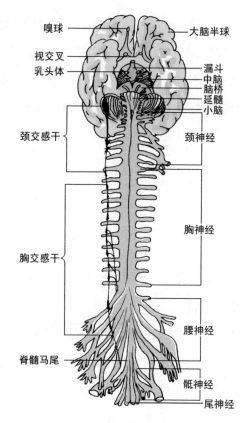

神经系统的全貌

（图中标注：嗅球、视交叉、乳头体、大脑半球、漏斗、中脑、脑桥、延髓、小脑、颈交感干、颈神经、胸神经、胸交感干、腰神经、脊髓马尾、骶神经、尾神经）

经(即传出神经)；也有的既管理感觉也管理运动，就叫作混合性神经。

脊髓全长共分为31节，其中颈髓8节、胸髓12节、腰髓5节、骶髓5节、尾髓1节。每一节脊髓都发出一对相应的脊神经，所以脊神经分31对。

周围神经根据其功能的不同，又可分为传入神经和传出神经两部分。传入神经纤维是负责将感受器接受的刺激信号传入中枢的神经纤维；传出神经纤维是负责将中枢神经发出的信号传向效应器的神经纤维，二者严格分工，犹如铁路和公路的上下行车道。传出神经又可进一步分为专门管理骨骼肌的躯体运动神经和专门管理内脏器官(心肌、平滑肌和腺体)的植物性神经。植物性神经又分为交感神经和副交感神经两种。

● 脑世界诞生之谜

在生物界中，植物是根本没有脑的，也不是所有的动物全都有脑。脑是动物机体进化复杂到一定程度后才逐渐诞生的一个新器官。

最早出现的动物脑，其结构和功能都非常简单，也与我们当今人类的脑有着天壤之别。因此，脑也是伴随着机体结构和功能的复杂化逐渐演化的。

我们每一个人，最初都是由一个受精卵细胞分裂逐步发育成庞大的身体的。所以，人的脑也不是先天生来就是成人脑的模样。在我们出生以前，就是说早在娘肚子里的时候，也存在着一个从无到有的诞生过程，从小到大、从简单到复杂的逐步发育过程。

刚刚出生的婴儿，正如他们身体的各方面还远远不成熟一样，他们的脑也是十分"幼稚"的。出生以后，伴随着人体各系统生理机能的逐步完善成熟，脑世界的形态结构也逐步复杂化，脑的机能也渐渐成熟化。这个过程一直持续到青春期以后身体的全面成熟。

这样看来，神奇的脑世界实在是太复杂了，仅仅是在它诞生这个问题上，就有许多的难解之谜。还是让我们追根求源，了解一下脑世界的诞生和演化发育历史进程吧。

我们知道，在最简单的单细胞有机体中，它的全部就是一个小小的单细胞，当然不存在神经，更不存在脑了。神经和脑是多细胞动物出现以后长期适应环境产生并得到发展的。

最初的神经系统是从原始多细胞有机体(如腔肠动物水螅)表面的感受器产生的。它们把环境的温度、酸碱度、光线等信息传送到有机体内部。后来，又产生了一些能将体内信息传送到体表的细胞，这些传送信息的细胞即神经细胞。这些零散地分布于整个有机体的神经细胞彼此联系起来，就形成了最简单的神经网络。这种神经网络传播兴奋是全方位扩散的，即"触其一点，动其全身"。神经细胞这种最初的活动方式虽然简单，但还是有利于动物通过触手获取食物求得生存的。

环节动物（如蚯蚓）的身体是由许多相似的节段组成的。它们的神经细胞开始由原来的零散分布已经朝向身体的中轴线

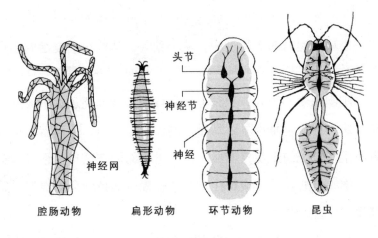

无脊椎动物的神经系统

上集中，并按照身体的节段集中成一个个的神经节。由神经节发出相应的外周神经支配本体节的感觉和运动。由于动物的运动方向总是向前的，而身体前方的各种环境信息对于动物是更加重要的。为了便于获取大量的环境信息，动物的感觉器官及其有关联的神经节就逐渐集中在了头端。久而久之，头端的神经节就演变得越来越复杂，并互相交织，形成了脑的雏形。

到了脊椎动物的鱼类，动物才真正出现了简单的脑。原来身体的节段性支配仍然保留，但原来的神经节进一步发达融合成一体，就形成了脊髓。早期鱼类以后，动物原始脑的顶端逐渐向外延伸，神经细胞数量也开始增多，使脑的结构大幅度地膨大。

到了爬行动物阶段，动物开始出现较大的大脑半球，大脑半球上开始出现了极其简单的一小丁点儿皮质。这一丁点儿的皮质虽然渺小得不起眼，但却代表着动物脑进化发展的方向，是脑以后发展的最有生气的新生力量，是大脑皮质发展的"种子"。

　　到了最早出现的哺乳动物，原来简单的皮质已经发展得占了脑体积的一半。这部分皮质的功能最初大部分与嗅觉有关。在这层皮质之上长出的一层新的细胞，就是新皮质。此后伴随着新皮质的极大发展，机体的适应能力也极大地增强。新皮质非常"集权"，它逐步把管理机体的各种高级的生理功能都归属于自己，使得新皮质成为全身各种复杂的感觉和随意的运动的最高级中枢。

　　人类的大脑新皮质已经覆盖了整个脑的表面，并形成了巨大的沟回皱褶，形成了人体活动的最高级中枢。

　　由上可见，神经系统经历了从无到有，由全身分散到向身体中轴集中，再向脑集中，最后发展到向大脑皮层集中的演化过程。人类大脑皮质的高度发达，使得它具有无限的记忆储存能力和极其复杂的高级思维活动。

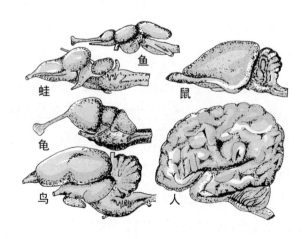

脊椎动物脑的演化

● 人脑的诞生与生长

我们都知道，人是由单个受精卵经胚胎在母体内发育而成的。在最初，受精卵分裂成多细胞的胚胎。大约在胚胎形成的第24天，外胚层就长出了一层细胞，排列成长板条状，因为这是形成神经系统的最初萌芽，因此称之为神经板。后来，神经板的中部向下凹陷，同时两侧隆起，这就形成了神经沟。大约到第4周时，神经沟两侧隆起合拢闭合，形成神经管。很快神经管的两端开口闭合，并发生弯曲，形成"？"形状。

此后，很快神经管的头端出现三个膨大的脑泡，依次称为前脑泡、中脑泡和后脑泡，这就是人脑的雏形。此后，后脑泡发育成后脑与末脑；中脑泡变化不大，成为后来的中脑；前脑泡则发育成端脑和间脑。

到胚胎第7周时，端脑又迅速地扩大，并向左右两侧发展成两个大脑泡。这两个大脑泡将来就会发育成左右两个大脑半球。

随着胎儿的月龄增大，脑中的神经元数量也迅速增多，胎脑的重量也就增大。胎龄与脑重的关系大致为：2个月时脑重3克，3个月时脑重12克，5个月时脑重50克，7个月时脑重138克，9个月时脑重247克，出生时脑重大约为380克。

从脑的形状上看，胚胎5个月时，人的大脑才具备成人脑的雏形。但是此时大脑的皮质由于面积还不大，两半球的表面还是光滑的。到第6个月时，大脑皮质的表面积急剧扩大，其速度超过了脑颅腔的扩大速度，使得相对狭小的脑颅腔要容纳大面积的大脑皮质产生了空间上的困难。这时，迅速扩展的大脑皮质不得不"委曲求全"地"窝囊"在脑颅腔中。于是，大脑皮质的表面有的部位下陷折叠形成"沟"、"裂"，而突出在表面裸露的部分形成"回"。这种凹凸不平的皮质皱褶极大地增加了皮质的表面积和皮质神经元的数量，使得人出生时的大脑形状很像一个剥掉外壳的"核桃仁"。这个时候的大脑，虽然从机能上看还远远不能与成年人相比较，还需要出生后相当长时间的进一步发育，但它足以能够初步担负起控制身体各种功能活动的重任了。

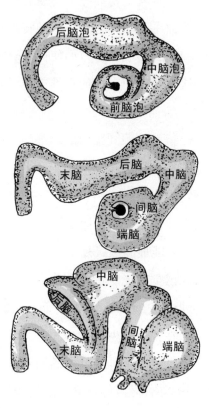

出生以后，神经系统的生长发育也要比身体其他器官和部位早、速度快。神经系统优先发育的意义是显而易见的，不仅有利于调节全身各个系统的生理活动，而且也促进了人心理的快速发展，这有利于小孩尽快进入社会化的生活。

神经纤维迅速长长、分支。人一出生时，中枢神经系

三个脑泡的发展过程

统内的神经细胞数目就与成年人差不多了。一般认为，在出生半年后，脑神经细胞的数目就不再增加了。出生以后神经系统的生长，主要是神经细胞体积的增加、神经纤维的长长以及纤维网络联系的复杂化。出生以后，大脑皮质神经纤维不论是在数量上还是在长度上都在迅速增加。神经纤维迅速在不同的方向上向皮质各层深入，神经纤维的分支也在增加，这就为神经元建立新的联系、促进心理和智能的发育打下了物质基础。

神经纤维外层套上髓鞘。神经细胞发育走向成熟化的一个重要标志就是神经纤维形成髓鞘，即生髓，也就是在神经纤维的外面用胶质细胞一节节地将神经纤维包裹起来。神经纤维外层髓鞘的形成，一方面使得它对神经信息脉冲的传导速度迅速加快，同时使得神经纤维更能沿着准确的路线传导信息脉冲，而不至于向周围扩散，这对神经系统的活动具有极大的意义。

但是，不同部位的神经，生髓的时间也是不同的。最早生髓的是脑神经和脊神经。在中枢神经系统内部，首先生髓的是脊髓中的轴突，然后才依次扩展到后脑、中脑和前脑。在大脑皮质中，感觉区比运动区生髓较早，其他区域(如额叶，即大脑皮层功能最高级最复杂的区域)生髓时间就迟一些。所以，小孩子的感觉功能比运动功能发育较早；思维、意志等比较高级的心理机能出现的比较晚，而且比较薄弱。

在婴儿出生后第4天，大脑中便有了髓鞘的形成。在幼儿整个哺乳阶段是神经纤维髓鞘化过程最迅速的时期。到入学前，大脑联络神经纤维的髓鞘化就基本完成了。大脑中各部位神经纤维髓鞘化的全部完成大约要到十几岁以后，甚至有的科学家认为，人类的大脑终生都有生髓的过程。人类大脑神经纤维髓鞘化持续时间这样长，有利于延长"学习"时间。正因为大脑功能不成熟，其可塑性才大。大脑皮层具有的很大可塑性是人类能够学习和接受教育的根本基础。到脑功能完全成熟以后，其可塑性就非常差了。儿童时期大脑神经纤维髓鞘化较快，可塑性较大，因此儿时是心理、智能发展的重要时期。

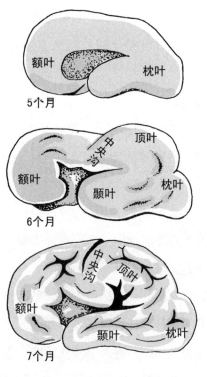

人大脑半球的发育简况

脑重量突飞猛进地增加。早在胎儿时期，大脑就有了快速而巨大的生长发育。出生时大脑神经细胞数目已接近140亿个，在母亲肚子里生长发育的10个月期间完成如此巨大的增殖任务，大约平均每分钟就要产生2500个新的神经细胞。到出生时，大脑皮质已具有一定程度的沟回，脑重接近于380克，相当于成人脑重的1／3。出生后6个月脑重接近600克，9个月时脑重达到660克，比出生时增加近1倍。到满1周岁时，脑重达900克；到3岁末，脑重大约为1100克，相当于成人脑重的2／3以上。到6~7岁时，脑重为1200克，已接近成人脑重的90％。12岁时，脑重与成人基本相当。到20岁时即为成人，脑重大约为1400克。

在幼儿整个哺乳期脑重量的增加，主要是由神经细胞体积的增大和神经突起数目、神经纤维长度的增加以及纤维髓鞘化造成的。

婴儿一出生，延髓已基本发育成熟。延髓内有呼吸、心血管、吞咽等活动的基本中枢，这就保证了呼吸、血液循环和摄食等基本生命活动的正常进行，保证了对新陈代谢的调节。

大脑皮质是人体进行各种生命活动的最高调节机构，也是人类心理活动的主要器官。大脑皮质的成熟发育比较晚，而且不同的区域成熟时间也不相同，其成熟顺序依次是：枕叶—颞叶—顶叶—额叶。到6～7岁时，额叶接近成熟，大脑生理结构和机能上的这种变化，保证了学龄前儿童智能活动迅速发展的可能性，这也是小孩子进入学校开始接受正规教育的生理基础。

由上可见，从世界上有了动物开始，到动物进化出脑，脑的诞生经历了无数个万年的漫长时间。脑的诞生过程是多么的"难产"！从动物脑的诞生，到脑结构和机能的复杂化，乃至发展到我们人类今天的脑，又经历了很多个万年的时光岁月。可见，脑的进化和完善又是多么的漫长！

人从一个新生命的诞生，到整个身体各器官系统的全面成熟，最终达到大脑的成熟，这大致要经历15～18年的时间。而我们人类目前的寿命为70～100岁。这就是说，人类的大脑从诞生到完全发育成熟，就占去了人一生时光的1／6～1／5。这绝不是我们的大脑发育的速度太缓慢的原因，而是我们的大脑结构和机能太复杂精细了，如果没有足够长的时间是根本完善不

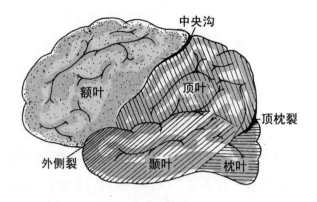

大脑左半球的沟裂与分叶

起来的。由此可以想象，我们的脑世界，又该是多么庞大纷杂、精雕细刻的珍品！大脑的成熟过程，是多么得举步维艰哪！

● 生命中枢的大本营

　　天真活泼的孩子是非常惹人喜欢的，尤其是再长得漂亮、衣着洁净鲜艳、嘴甜懂事的孩子，更是让人喜欢不够。在我国北方的某些农村中存在着一种陋习，就是人们在喜欢小孩的兴头上，常常给小孩"拔萝卜"。即用双手将孩子的双耳和面颊部捧住，然后将小孩拔地而起，小孩自然也高兴得哈哈大笑。

　　在这里，我们讲一个非常值得汲取教训的故事。

　　有一位20多岁的大学生，放暑假回到离别半年的家乡。一进家门，他首先看到了自己3岁的小侄子，高兴得把书包一扔，边喊着小侄子的名字，边向小侄子奔去。小侄子听到叔叔的呼叫，也惊喜地放下手中的玩具，朝叔叔跑过来。叔叔高兴地说："让叔叔拔个萝卜！"顺手就把小侄子拔地而起，离开地面有半米多高，一直持续了半分钟。放到地上以后，觉得还是没有喜欢够。"让叔叔再拔一个高的！"于是叔叔又一次将侄子拔地而起，边"拔"边扭动小侄子的头颈，似乎是不如此就不能抒发对侄子的喜爱之情。然而，意想不到的悲剧由此发生了！转眼之间小侄子停止了笑声，眼睛圆瞪、痛苦万分……侄子停止了呼吸，停止了心跳！送到医院以后，也为时已晚。医生诊断说，是脊髓的颈段被扭断而导致死亡。

那么，脊髓与脑干的断离为什么会致人死亡呢？这个问题必须要从脑干的基本功能说起。

我们知道，大脑皮质是人体各种生命活动的最高级中枢，但是，机体的许多基本生命活动还是由存在于脑干的低位中枢来具体管理的。

首先说直接与脊髓相连续的延髓。原来，延髓中存在着人体呼吸活动的基本中枢。科学家们在动物身上做过这样的实验，将动物的延髓毁坏，动物的呼吸活动马上就停止了。虽然说延髓所发出的脑神经并不直接支配管理呼吸运动的呼吸肌，但是，延髓中的某些神经元却管理着直接引起呼吸肌收缩活动的脊髓运动神经元。这就是说，延髓中存在着发生呼吸运动节律的中枢。

正常情况下，延髓中的呼吸中枢神经元在脑中二氧化碳或氢离子的刺激下发动兴奋活动，并使它们产生呼吸的节律。当延髓呼吸中枢中的吸气神经元兴奋时，就下传信息使得脊髓中的吸气运动神经元兴奋，于是吸气肌发生收缩，产生吸气活动。吸气活动的结果，又使得延髓中的吸气运动神经元受到抑制，于是吸气活动停止，吸气肌舒张，发生呼气。呼气活动的结果，又使得延髓中的吸气神经元解除了抑制作用，在二氧化碳和氢离子的刺激作用下，吸气神经元又开始兴奋，于是又引起下一次的吸气活动。如此周而复始，才使得我们的呼吸活动可以在没有大脑皮质最高级呼吸中枢控制时，也能够自发地进行呼吸活动。

中枢神经如此控制我们的呼吸，乍一看来，似乎是对我们的呼吸活动失去了控制。其实不然，当大脑皮质呼吸的最高级中枢兴奋时，我们可以产生有意识性的呼吸。在意识的支配作用下，我们不但可以短时间地屏住呼吸，也可以有意识地加快、加深呼吸或者减慢、变浅呼吸。正是有了大脑皮质这样随心所欲地控制呼吸，才使得我们人能够说话、唱歌。如果没有有意识的呼吸活动使气流通过我们喉咙，我们还能说话、唱歌吗？

既然大脑皮质是控制我们呼吸活动的最高级中枢，那为什么我们的大脑皮质不直接管理呼吸活动呢？因为呼吸活动是维持一个人生命的必要的基本活动，所以，这样的生理活动实际上就不再是生命的最高级活动了。大脑皮质把控制这样的低级活动"权力下放"，交给了脑干的延髓去管理，这样有利于大脑皮质更加专注地管理呼吸的最高级活动。假如我们的大脑皮质连自然呼吸这样时时刻刻都必须进行的生理活动都控制管理，那么，当我们的大脑皮质休息睡眠时，我们的呼吸活动岂不是要停止了吗？

那么，脑干与延髓断离后，为什么心跳活动也停止了呢？原来，我们的延髓内还存在着心血管活动的调节中枢，时时刻刻调节着心脏的收缩活动和全身的血管活动。科学家们研究发现，延髓的心血管中枢是由三个功能有区别的区域组成的。这三个功能区域，一个是心交感中枢，一个是心迷走中枢，还有一个是缩血管中枢。

当心交感中枢兴奋时，可以使我们的心脏活动加快，心肌的收缩力量加强，这样可以使心脏每分钟射入动脉系统的血量明显增多。动脉系统内的血量增多了，动脉血压也就升高了。而心迷走中枢兴奋时，可以使动脉血压降低。所以说这两个心脏活动中枢的生理作用正好是相反的。正常情况下，就是这两个心脏活动的调节中枢共同调节着心脏的跳动。所以，当破坏了延髓的这两个中枢以后，心跳也就很快停止了。

那么，缩血管中枢的作用又是什么呢？顾名思义，当缩血管中枢兴奋时，可以使我们全身的动脉血管收缩，血管的口径变细，这同样也可使全身的动脉血压显著升高。当动脉血压升高以后，可以使全身组织器官的血流量增大，更能满足组织器官代谢的血流需要。

此外，在我们的延髓内，还存在着控制吃东西、喝水时进行吞咽活动的中枢，存在着调节分泌唾液的神经中枢。所以说，当延髓遭到毁损以后，即使是我们的心跳和呼吸不受任何影响，我们也不可能继续生存下去，因为我们再也不能吃东西了。

由上可见，延髓中存在的神经调节中枢虽然比较低级，但是它们所调节的每一项生理活动，如机体的呼吸活动、心跳活动和摄食活动等都是对人体的基本生命活动至关重要的。所以，科学家们把延髓称为人体的"活命中枢"或"生命中枢"。难怪这个重要的中枢受到伤害，或者失去了与脊髓的神经联系以后，人很快就会死亡的。

我们在看电视剧或者电影时，也常常看到，在发生重大工伤事故、发生凶杀案的现场，公安人员赶到现场以后，首先要对现场的受伤人员进行检查，以确定是否真的已经死亡，是否还有救治的希望。但是，他们又不能因此而破坏现场。所以，公安人员常常用手电筒照射死、伤者的眼睛。这是什么道理呢？

原来，人的眼睛在受到强光照射以后，其瞳孔会显著地缩小。这是一种不受个人主观意识控制的本能反射活动。当光线增强时，瞳孔会自动地缩小；反之，光线变暗时，瞳孔则自动地扩大。这种本能反射活动的生理意义是，在受到强光照射时，缩小瞳孔减少进入眼内的光线，保护眼睛不至于被强光刺伤。在光线较暗时，自动开大瞳孔，有利于眼内进入更多的光线，使眼睛能够看清东西。

完成这个反射活动的神经中枢，就在脑干的中脑部位。当某一反射的神经中枢受到毁伤或者是死亡以后，这个反射活动就再也不能出现了。所以，使用手电筒照射眼睛这样一种非常简单的手段，就马上可以判断出死、伤者脑干的中脑部分是否已经死亡。如果是脑干部分已经死亡了，就说明这个人是真的死了。

科学家们用动物做实验时发现，如果只是把动物的大脑皮质毁坏或切除，动物虽然失去了主动的意识性高级神经活动，但是动物还能活着。有呼吸、有心跳，把食物放到动物的口腔咽部，动物也还会进行吞咽活动。但是，如果要把动物神经中枢的脑干部分破坏，哪怕是其他部分完好无损，这个动物也不能生存下去。所以，我们完全可以这样说：脑干，是我们生命中枢的大本营。

● 寻求刺激的大白鼠

任何动物，天生就具有一种趋利避害的本能，这是能够使动物生存下来的一种重要机制。比如说，如果我们把一只小白鼠放到一条数米长的狭窄长廊中，假如让长廊的一端温度是60摄氏度以上的高温，越是远离这一端，长廊的温度越是降低，而到达另一端时，温度则降到了水能结冰的零摄氏度以下。我们会发现，这只小白鼠最初要在这条长廊中来回走动，不久，它就会停在长廊中间的某个部位而不再来回活动，这里也就是最适合它生活的温度。在温度高的一端，小白鼠会感到热得十分难受；而到了水结冰的一端，小白鼠又会感到非常寒冷难耐。这样的温度环境都不适合小白鼠的生存，都会使它感到对自己的身体不利。于是小白鼠就通过来回的活动，直到寻找到适合自己生活的温度环境为止。

任何动物都知道自己的身体受到什么样的刺激而感到舒服愉快，知道受到什么样的刺激感到痛苦难忍。也就是说，动物的神经中枢内，存在着一个受到刺激感到舒服愉快的中枢，也存在着一个受到刺激感到不舒服、痛苦难耐的中枢。

这样一个影响情绪的神经中枢到底在哪里呢？

1956年，美国一位叫作奥尔兹的女科学家，在利用大白鼠进行实验时，寻找到了这个产生情绪的神经中枢部位。她发现这个中枢部位就在间脑的前下方，这就是下丘脑。

奥尔兹的实验是这样进行的。她使用一根非常纤细的刺激电极，将它插入到大白鼠下丘脑的某一个部位，等大白鼠手术的伤口完全愈合以后，她将大白鼠放到一个特殊制作的实验笼子里，将大白鼠头上的刺激电极用金属线接通，连接到实验笼子里面的一块木板上。只要大白鼠的前肢一趴到木板上，电源就会被接通，大白鼠的下丘脑就会被刺激电极施加一次电刺激。

大白鼠被放进实验笼子里以后，当然"不知道"在笼子里是可以受到电刺激的。刚开始到这个实验笼子里时，它感到这个环境很新奇，于是到处奔跑、到处攀缘。在一次"不经意"的活动中，它偶然地用前肢趴到了木板上，刺激电源接通了，大白鼠的下丘脑受到了一次"意外"的电刺激！它似乎对这个电刺激感到非常舒服愉快，但是却不知道这个电刺激是怎么得到的。

实验笼子的空间是不大的，大白鼠在里面活跃地活动着，很快，它又第二次用前肢趴到了木板上。于是，大白鼠又一次受到了电刺激，又一次体验到了舒服愉快的电刺激感觉。这时候，大白鼠开始积极寻找得到电刺激的"开关"。不久它就发现，受到愉快的电刺激原来是由于自己的前肢趴到木板上的原因所致。大白鼠发现这个美妙的"开关"以后，就绝不再到处乱跑动、乱活动了，而是站在木板前面，用前肢反反复复地趴

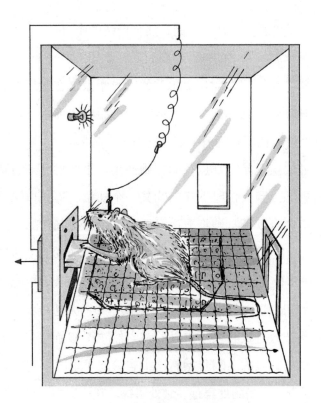

大白鼠也会自我刺激而寻找快乐

压木板，使自己的下丘脑反反复复地得到舒服愉快的刺激。自我刺激，乐此不疲，每小时竟然自我刺激数千次！这时候，如果把好吃的食物和甜水饮料放进实验笼子里，它也不再理睬，而是一直自我刺激到精疲力竭不能再动为止。

奥尔兹认为，大白鼠反复自我刺激下丘脑的这个部位，就是大白鼠情绪的"愉快中枢"。人的情绪要比动物复杂高级得多。后来，科学家们也在人的下丘脑发现了可使人产生欣慰感的"愉快中枢"。

科学家们认为，下丘脑中既然有"愉快中枢"，那一定也有"不愉快中枢"。果然，后来当把刺激电极插入到大白鼠下丘脑的另外一个部位时，发现大白鼠第一次用前肢趴压木板受到电刺激以后，产生了一种极为痛苦的感觉，它表现出了一种恐惧害怕的神态。只要大白鼠受到一两次这样的电刺激，它就再也不去趴压木板了。这时的大白鼠一旦受到这样的刺激，就好像是受到了一次极为痛苦的惩罚。科学家们称下丘脑的这个神经中枢为"惩罚中枢"。

其实，在外观上，整个下丘脑不大，但是它的功能却是极为复杂的。现在人们已经知道，下丘脑不仅是产生情绪的神经中枢，同时也是调节机体水盐代谢的中枢、调节体温恒定的中枢、调节内脏活动的较高级中枢、调节机体内分泌活动的重要枢纽。

● 青春萌动的开关

一个人从小到大再到老是生长发育的必然规律。然而，在一生中，人体的生长发育速度是不一样快的。特别是在12～18岁期间，人的生长发育进入了青春期，这是人一生中身体发育最迅速的时期之一，成为生长发育突飞猛进的突增期。

进入青春期以后，人身体的发育真是一天一个样。男孩子就像小水葱儿一样，急忙追着大人长，几年不见，就长成了一位身材魁梧、膀大腰圆的大小伙子；女孩子的身体也迅速展开，不仅身高日新月异，而且身体也很快地发育成身材丰满、曲线优美、亭亭玉立的大姑娘，正如人们常说的，女大十八变！

其实，不管进入青春期身体有多少方面的变化，概括起来，主要还是以下三方面的变化。

一是身体外形上的巨变。这主要是指身高的快速增长，体重的大量增加，肌肉的不断发达，全身内脏各器官的迅速增大、重量的增加等。

二是身体生理机能的快速成熟。进入青春期，大脑内部的结构和功能更加复杂和完善，大脑皮质的沟回增多，神经元之间的纤维联络数量增多，神经纤维传导兴奋的能力提高，大脑对事物的分析、判断、理解和反应能力大为增强。呼吸系统肺活量显著增加。循环系统心脏泵血的能力增强，动脉血压上升。机体免疫系统的功能显著增高，使机体对抗外界不良刺激的能力大大增加，这个时期的少男少女，再也不像幼儿时期那样易患感冒、爱生小毛病了。

三是性器官和性机能的迅速生长发育并走向成熟。最为明显的就是男女两性的第二性征快速发育变化，生殖器官突飞猛进地长成成年人的模样，从而使得男孩子开始出现遗精现象；女孩子出现了月经初潮，以后大约每一个月都要有一次月经的发生。青春期的男女性心理也发生了极大的变化，逐渐萌生了对异性的爱慕与追求。这一切都表明，人生长发育到这个时期，再也不是小孩子了，而是开始具有生殖机能的健壮小伙子和妙龄大姑娘了。

为什么当生长发育进入青春期以后，人体会发生如此全面、迅速的巨变呢！启动小伙子和大姑娘青春萌动的开关枢纽到底在哪里呢？

科学家们研究发现，启动青春期发育的开关在脑子里！开关的元件就是下丘脑里的神经元！

在幼儿时期，作为男女最主要的性腺——生殖器官睾丸和卵巢，由于它们的形态结构还十分简单、幼小，生理机能当然也十分幼稚。它们分别只能分泌极为少量的雄性激素和雌性激素。因此，身体血液中这些性激素的水平也是很低的。而人体骨骼的发育、骨骼肌的发育、喉结的发育、胡须腋毛和阴毛的发育、乳房的发育、生殖器官的发育等，都要受血液中性激素的调节控制。幼儿时期身体的方方面面之所以生长发育缓慢，处于幼稚阶段，也就是血液中性激素很少的缘故。

睾丸和卵巢分泌性激素的活动，是受垂吊在下丘脑的脑垂体分泌的促性腺激素调节控制的。脑垂体是我们脑颅中形如豌豆粒大小、重量仅为0.6克的一个小小的内分泌腺体。脑垂体可以分泌多种促进其他内分泌腺体分泌的激素。如促进甲状腺分泌甲状腺激素的促甲状腺激素，促进肾上腺皮质分泌激素的促肾上腺皮质激素，促进性腺分泌性激素的促性腺激素。还有促进身体骨骼、肌肉生长发育，促进细胞蛋白质合成的生长激素，促进乳房生长发育并分泌乳汁的催乳素等。

你看，小小的脑垂体分泌了多少种调节身体生长发育的重要激素！所以一定不要小看脑垂体这个隐藏在脑颅腔中体不惊人、貌不起眼的小小内分泌腺。它可不是个一般的内分泌腺，它是控制管理其他内分泌腺分泌激素的内分泌腺。

脑垂体的重要性还不完全在这里。因为它的生长部位特殊，使得它与我们中枢神经系统的下丘脑还有着不可分割的特殊关系。所以，它是将我们神经系统的活动与机体分泌激素的活动密切联系起来的中间纽带和重要枢纽。

原来，我们下丘脑中的某些神经元也能够产生许多种激素。如下丘脑神经元产生的抗利尿激素，通过神经垂体释放进入血液，可调节我们的尿量多少和动脉血压。下丘脑神经元产生的催产素，可调节女性子宫平滑肌的收缩。特别是下丘脑神经元可以分泌许多种能够调节脑垂体分泌的激素，分别管理着脑垂体分泌促性腺激素、促甲状腺激素、促肾上腺皮质激素和生长激素等激素的分泌水平。

当然，为了使我们血液中的各种激素水平保持在一个正常的浓度水平，血液中的各种激素，也反过来作用于下丘脑的神经元，或者说需要被下丘脑神经元所感知。也只有这样，神经系统控制激素的分泌才会既不多也不少，通过激素调节，我们身体各方面的生长发育才会正常。

在青春期以前，我们下丘脑中分泌激素的这些神经元当然也是非常幼稚的。这时候，身体血液中极为少量的性激素就足以把下丘脑的神经元抑制住，使它们只能分泌极为少量的促性腺激素释放激素，所以，脑垂体分泌的促性腺激素也是极为少量的。只有极为少量的促性腺激素作用于我们的性腺睾丸或卵巢，当然睾丸和卵巢分泌的雄性激素和雌性激素也就非常的少了。没有大量的性激素刺激，我们的身体的各方面也只有处于一种生长发育缓慢的幼稚状态了。这就是童年时期身体生长发育缓慢、身体机能和性机能不成熟的根本原因。

在进入青春期的前夕，我们下丘脑中的神经元也开始逐步发育，它们逐渐从原来的幼稚状态变得成熟起来。下丘脑分泌激素的神经元从幼稚走向成熟，这就打开了青春期生长发育的开关枢纽！

成熟的下丘脑神经元，对血液中的性激素再也不那么高度敏感，变得迟钝起来了。这种变化，就使得原来血液中极为少量的性激素再也抑制不住这些神经元的分泌活动了。于是，下丘脑神经元开始分泌大量的促性腺激素释放激素、促甲状腺激素释放激素、促肾上腺皮质激素释放因子、生长激素释放激素等。在下丘脑这些大量的神经激素的刺激下，于是也就促进脑垂体开始大量分泌促性腺激素、促甲状腺激素、促肾上腺皮质激素和生长激素。脑垂体这些激素的大量分泌，就启动我们的身体开始了全面地生长发育。

首先，大量的促性腺激素促使睾丸和卵巢生长发育，不但使它们的体积迅速增大，开始有成熟精子和卵子的生成，而且它们分泌的性激素也显著增多。血液中有了大量的性激素刺激，我们的性器官、性机能、身体的第二性征、骨骼和肌肉也就开始突飞猛进地生长发育起来了。

与此同时，大量的促甲状腺激素，也极大地促进了甲状腺的生长和发育，使甲状腺开始分泌大量的甲状腺激素。甲状腺激素不仅可使我们的中枢神经系统进一步成熟，它还有很强的促使骨骼、肌肉增长，促进细胞蛋白质合成的作用。

大量的促肾上腺皮质激素，也可以使肾上腺皮质分泌大量的糖皮质激素和一定量的性激素。糖皮质激素可以增强机体对有害刺激的抵抗能力；性激素进入血液，同性腺分泌的性激素一道共同发挥刺激身体生长发育的作用。

脑垂体把大量的生长激素分泌到血液中，也就使得上述几种激素的生理刺激作用如虎添翼，相得益彰。有了这么多种大量刺激身体生长发育的激素密切合作、协同作战，我们的身体全面地进入生长发育的突飞猛进期也就成为必然的事情了。

由上所述，我们可以明白，青春期的发动，表面看来是身体血液中许多种激素直接刺激起来的。但是追根求源，还是脑神经中枢下丘脑神经元成熟的结果。所以我们说，青春期发动的开关枢纽是下丘脑。

也有的科学家认为，脑中的另一个内分泌腺——松果体可能也与青春期的发动有一定关系。因为松果体可以分泌一种褪黑激素，这种激素可以抑制脑垂体激素的分泌，从而抑制性机能的成熟。一般人在8～10岁时，松果体开始逐渐钙化，机能发生退化，分泌褪黑激素减少，这当然也就减小了对脑垂体激素分泌的抑制作用。所以，脑垂体内分泌活动迅速增强，突飞猛进生长发育的青春期也就从此开始了。

● 脑中的定时器

时间，是客观存在的。现代人测量时间的方法是使用钟表。你知道吗？生物体内还存在着一种看不见的"钟表"——生物钟呢！

生物钟实际上就是生物体控制生命活动的定时器。比如说植物，不同的植物开化的时间就不相同。万寿菊开花的时间是在上午7点；山柳菊开花的时间在上午8点；西番莲在中午12点开放；月见草在下午6点开放。这些开花植物体内似乎都存在着一个定时开花的"花钟"。在18世纪，植物学家林纳斯首先认识到了这个现象，他于是就设计了一

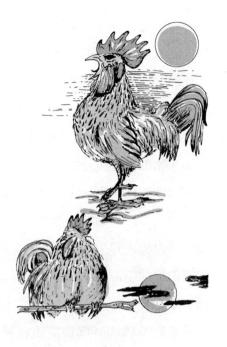

金鸡报晓

种"花钟"。他把一个大的圆形花坛当作一个钟表，在每一个钟点上都分别种上在那个时间开的植物，所以，到花园内游玩的人只要一看到花坛中这些植物的开花情况，就知道是什么时间了。

动物的体内也存在着记录时间的定时器。比如说猫头鹰，它的体温恰好在午夜12点时最高；蜘蛛大多在夜间的12点到清晨的4点之间进行织网活动。雄鸡总是在冬夜天亮以前伸颈高歌、啼鸣报晓，在过去计时钟表还不普及的农家，人们就是根据雄鸡鸣叫的遍数来决定自己的起床时间。

其实，我们人体内也同样存在着这样的定时器。许多人每天清晨醒来起床，这自不用说。因为特殊情况，当需要提前2

小时起床时，即使是不用钟表定时呼叫，到时候也会自己醒来的。这就是说，我们身体里面就存在着一个定时器，负责在我们该起床时把我们唤醒。

不同的生物在什么时间该干些什么是有自己的活动规律的。这种活动规律实际上就是生命的节奏。

生物的各种生理活动，按照一定的先后顺序发生周而复始的节律性变化，表现出的这种生命活动节律，科学家们叫作生物节律。不同生物其活动的生物节律周期是不一样的。同一种生物体内的不同生理活动，其生物节律周期也是不一样的。科学家们根据生命活动节律周期时间的长短，将生物节律分为低频节律、中频节律和高频节律三大类。

低频节律的时间周期比较长，又有按照年、月、周变化的。如人体增长就有春季身高增加较快、冬季体重增加较多的年周期节律。进入成年的育龄妇女，大约每个月都有一次月经来潮，这就是月周期节律。长期定时工作学习的人，每到周末，其工作学习效率都有所下降，而相应的在周初，效率都比较高，这就是周期节律。

中频节律是指按照日(昼夜24小时)变化的节律。在人体，最明显的日周期节律莫过于日出而作、日落而息的觉醒和睡眠周期了。当然，我们体内还有许多种不易直接观察到的日周期变化节律活动，譬如我们的体温，在一天中总是凌晨2～6点时最低、下午1～6点时最高；此外，动脉血压、某些激素的分泌水平、新陈代谢水平、尿量等，也都存在着昼夜节律变化。

高频节律的时间周期比较短暂，周而复始的活动变化比较快。如我们的呼吸节律，平静状态时12～18次／分；当剧烈运动时，可达到40次／分以上，这时每呼吸一次只需要1秒钟多一点儿。再如我们的心动周期，安静时成年人为72次／分，一个心动周期为0.8秒；当剧烈运动时，可达到200次／分，一个心动周期也只有0.3秒！

世界上第一个测定人体生理活动节律的实验室，是由一位叫作桑克托里斯的科学家在1657年建立的。他设计出一间房子，里面配置了全部的生活用具，自己连续几个月住在里面，由一位仆人负责从房子的顶部供应他的食物，并负责对他随时称量体重，检查体重的变化。桑克托里斯第一个发现人体中有一种与出汗有关的昼夜节律，第一个发现成年男性的体重和尿液的浊度具有以30天为周期的月节律。如今，我们已经了解到许许多多的人体生理活动节律。但是在200多年以前，桑克托里斯的发现就是很了不起的成就。那么，体内的生物钟隐藏在什么地方呢？

确定生物钟在体内的藏身之处，最简单的研究方法就是生物摘除法，也就是采用手术的方法分别摘除生物钟可能藏身的器官。由于低等动物的身体构造要远比高等动物简单得多，所以开始的研究是从低等动物身上进行的。

蟑螂是一种夜行性昆虫，摘除头部的蟑螂也能存活好几个星期。科学家们发现，如果摘除了蟑螂的前脑(由视叶和间脑组成)，白天它们就不再"休息"，24小时全天候地频繁活动，完全失去了它们在夜间活动的节律。假如在摘除前脑时，将间脑的一部分神经分泌细胞保留一小部分，蟑螂的节律活动是能够再现的。这说明蟑螂的昼夜节律生物钟存在于脑中。

脑中存在着定时器！

美国的科学家们在研究中发现，当摘除了麻雀脑中的松果体以后，麻雀的日活动节律就完全丧失了，这样的麻雀就整天活动个不停。非常有意思的是，如果把另一只麻雀的松果体移植到摘除了松果体的麻雀脑中时，这只麻雀的生物节律就重新恢复，而且是按着给予松果体的那只麻雀的生物节律活动。

这说明，鸟类的定时器存在于松果体的细胞中。

日本的科学家对报晓的雄鸡研究结果也表明，松果体的细胞是定时器的藏身之处。松果体的细胞能够分泌一种叫作褪黑激素的化学物质，这种激素能够抑制鸟类动物的活动。每当黑夜来临时，鸟类动物的松果体细胞就分泌出较多的褪黑激素，使动物停止活动、安静下来休息。科学家们在雄鸡的脑内植入装有褪黑激素的胶囊以后，发现雄鸡就睡着了。

松果体是所有脊椎动物的脑中都存在的一个小内分泌腺。在哺乳动物和人，松果体深深埋藏于两个大脑半球之间，因为它的形状很像一颗小松果，因此取名叫作松果体。

蜥蜴的松果体位于颅盖骨顶上的皮肤下面，它们可以直接对外界的光线变化做出反应。很显然，在依靠光照节律安排活动的动物，松果体被认为是体内的"总"时钟。然而，任何哺乳动物的松果体都深埋在脑的中央部位，光线显然是不能直接到达那里起作用的。

但是，哺乳动物依靠眼睛可以获取外界光线信息。科学家们认为，光线进入眼睛的视网膜以后形成图像，激发视神经产生电脉冲。电脉冲由视神经纤维的主线将信息传到大脑皮质枕叶的视觉中枢产生视觉。但是在脑中，从主线上又分出一小束神经纤维把信息传给脑的其他细胞，后者再传送给松果体，这样使松果体也能够时刻获取到环境的光照强度和光照的持续时间。

但是科学家们发现，在哺乳动物摘除了松果体以后，并未发现它们的昼夜节律活动发生什么明显的改变。这说明哺乳动物脑中的其他部位还存在着另外的定时器。哺乳动物脑中的定时器又隐藏在哪里呢？

对此，有一个叫理切特的科学家做了大量的研究。1967年，他用鼠进行了大量的实验研究。当他把鼠体内所有的内分泌腺都切除以后，也没有把动物的昼夜节律消除掉。由此，理切特坚信，鼠的定时器一定存在于脑中！于是他又运用毁除实验法对鼠脑中的几百个微细部位分别进行了毁除实验。理切特发现，只有当破坏了动物下丘脑中的一个关键性小区域后，鼠的昼夜节律才会消失。

后来，在墨尔教授等人的共同努力下，最后证明这个关键性的小区域就是一个叫作视上核的神经细胞团。这个神经细胞团因位于视神经交叉的上方而得名。当全部毁掉了与视上核相联系的神经纤维以后，鼠和猴的许多昼夜节律就消失了。

哺乳动物脑中的定时器存在于下丘脑视上核中。

视上核对光照的周期也非常敏感，它们与环境中的光照周期发生同步性的节律活动。人类的视上核虽然小，脑中的定时器也很可能隐藏在这里。因为在医学临床诊断上发现，当患者的脑瘤破坏了这个神经细胞团以后，可导致人的睡眠和觉醒周期发生紊乱。

下丘脑中的这个定时器与松果体相比较，可能是一个比较低级的生物钟定时器。这个部位可以分泌许多种神经激素，调节着与它密切联系的脑垂体的分泌活动。下丘脑分泌的激素，能够控制动物皮肤颜色的变化；可以调节卵巢和睾丸的活动，调节着性的发育和生殖活动；还可以调节肾上腺分泌类固醇激素，某些类固醇激素能够改变机体的物质代谢，使血糖水平升高，使心跳加速，使动脉血压升高。

目前，人们已经认识到脑内定时器对机体生理活动的重要性。可惜的是对于脑定时器的细节活动还知道得不多。

但是，人们已经开始利用脑内定时器的活动规律指导自己的行为活动了。譬如，人们乘飞机东西方向远距离飞行时，都认识到因地球东西"时差"造成的身体不适应。人们也认识到当长期频繁地从事"三班倒"工作时，工作效率低下，身体生理机能容易发生紊乱生病。在医学上，医学家们也认识到，某些疾病在一天中的某个时刻是高发作时间，需要特别地关注。同时，在使用某些药物治疗疾病时，也找到了在一天之中使用药物的最佳时间，如果在这个时间用药，不但用药量小，而且药效更显著。在动物养殖上，对母鸡延长光照时间，可以大大提高母鸡的产蛋量，已经成为生产上的科学常识。可以说，脑生物钟定时器的开发和利用具有十分广阔的前景。

● "脑核桃仁"的里里外外

　　人类的大脑是由左右两个半球构成的。人脑的发达主要在于大脑皮质的发达。在大脑皮质中，又主要是新皮质的高度发达。整个大脑皮质的总重量可达到300克，皮质的总面积大约为2200厘米^2，如果全面铺展开的话相当于一张报纸的面积。这么大的面积在有限的脑颅腔内无论如何也是铺展不开的，因此大脑皮质只有曲皱褶叠，使得它的外表面像核桃仁一样高低不平。其中，高起来突露在表面的部分，称为"回"，而折叠下陷到深层的部位称为"沟"。动物的大脑皮质欠发达，形成的"回"数目很少，而且形成的"沟"也很浅。

　　人的大脑半球在胚胎7个月以前原本是很光滑的，只是由于7个月以后，脑颅腔的容积增加比较缓慢了，而大脑皮质的表面积增加过大、过于迅速，所以才使大脑皮质不得不发生折叠，"委曲求全"地"窝囊"折叠在脑颅腔内。随着大脑半球的成熟，大脑皮质的沟、回就发达起来了。

　　在大脑两半球内侧面的下方，有一个弯如镰刀形的结构，它把左右两个大脑半球彼此联系成为一个整体，叫作胼胝体。胼胝体实际上就是联系大脑两半球的神经纤维束。据统计，胼胝体内的神经纤维总数达1.75亿根之多。可见，大脑两半球之

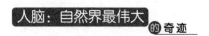

间的联系是多么得密切！

● 脑的"行政区划"

人的大脑皮质表面上，有几个比较重要的沟裂，如大脑外侧裂、中央沟、顶枕裂等。科学家们主要根据这些沟裂做标志，对大脑皮质进行了"行政区划"，他们把大脑半球分为5个叶。

在大脑半球的中间部位，有一条大致前后走向的下陷最深、最大的裂缝，称之为大脑外侧裂。在大脑外侧裂的上方，从顶部的中间位置，有一条向前下方斜行的深沟，叫作中央沟。在大脑半球内侧面的后部，有一道向前下方倾斜的裂缝，叫作顶枕裂。在解剖学上，人们把中央沟以前、大脑外侧裂以上的皮质部分叫作额叶；把大脑外侧裂与顶枕裂以上、中央沟以后的部位叫作顶叶；把顶枕裂后下方的部位叫作枕叶；把枕叶的前方、大脑外侧裂以下的部分叫作颞叶；而位于大脑外侧裂深部下陷的皮质部分，叫作岛叶，岛叶在大脑皮质的外侧表面上是看不到的。

对大脑皮质做这样的区划界定，最初主要的是便于对大脑皮质的形态描述。但是，科学家们后来发现，这种区划界定同样具有生理功能上的价值，因为大脑皮质的不同区划，它们的生理机能也是不相同的。

如果切开大脑皮质，我们可以清晰地看到，大脑的浅表面是一层灰色的结构，因此被称为"灰质"。我们通常所说的大脑皮质(大脑皮层)指的就是这一层灰质。大脑皮质是神经元最集中存在的地方。皮质的深层叫作"髓质"，因颜色发白，也称作"白质"，这里面的结构主要是神经纤维。

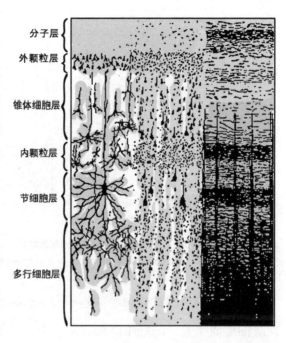

大脑皮质的分层结构图

人的大脑皮质不同部位其厚度也是不完全相同的。位于中央沟前方的"中央前回"最厚，可以达到4毫米。而皮质最薄的部位是枕叶，只有1毫米多一点儿。

大脑两侧半球皮质的神经元总数高达100多亿个，其形态各异、大小不等。它们之间的联络虽然极其复杂，但却是很严密有致地分层排列。从皮质的表面说起，依次分为分子层、外颗粒层、锥体细胞层、内颗粒层、节细胞层和多形细胞层等6层。科学家们把大脑皮质纵向切成非常薄的切片，再通过特殊的染色方法处理以后，就可以在显微镜下清晰地观察到这些层次的细胞形态、排列方式以及这些细胞之间的纤维联系了。

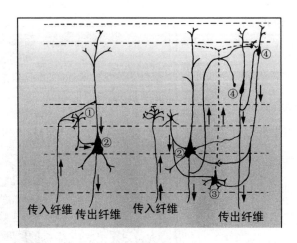

大脑皮质内部神经细胞的联系
①星形细胞 ②大锥体细胞 ③联合神经元 ④小锥体细胞

　　大脑皮质里的这些神经细胞都有自己独有的功能，而且彼此之间形成了复杂的纤维网络联系。有的细胞专门负责接收来自脑干的信息；有的专门将这些信息与其他部位的神经细胞进行交流沟通，对这些信息进行分析处理；有的专门负责将大脑皮质的命令信息发出去。它们分工严密有致，彼此相互联系，协同进行工作，使大脑皮质就像一部精密复杂的电子信息处理器。

　　总地说来，大脑皮质第一层到第四层的神经细胞，主要是接收来自皮质以下的脑干传来的各种信息，而第五层和第六层的神经细胞，主要是接受皮质浅表的四层神经细胞转发来的各种信息，并通过它们的神经轴突纤维，向皮质下方发出各种指示命令，调节脑干或脊髓内各种反射中枢的活动，从而达到对全身各种生命活动的管理控制。

● 大脑皮质上的隐形"哈哈镜"

如果我们把家兔麻醉，打开它的脑颅骨，暴露出大脑皮质，用电极刺激大脑皮质就会发现，电刺激皮质不同的区域会引起家兔产生不同的躯体运动。这说明大脑皮质的不同部位具有不同的管理职能。

早在1861年，法国有一个叫布洛卡的医生在解剖尸体时发现，死者生前身体右边瘫痪的，病变的部位往往发生在左侧大脑半球额叶上，患者同时患有失语症(不能说话)。布洛卡确认，人的语言中枢位于大脑左半球的额叶。

布洛卡的发现引起了许多科学家的注意。后来许多科学家在动物身上采用不同的研究手段进行了大量精细的研究。1869年，英国科学家杰克逊通过动物实验做出了如下的推测：大脑半球的中央沟前半球管理运动，后半球与感觉功能有关。

而德国青年医生弗里茨和希奇希并不满足于对脑功能的简单推测，他们认为只有让实验证据说话才最有说服力。于是在1870年，他们用微细的电极插入到狗的大脑皮质，当刺激狗大脑右半球的前额区时，狗的左侧腿肌肉发生了活动；但是当刺激脑的后侧时就不出现任何肌肉活动。他们的实验有力地证实了杰克逊的推测。因此，他们首次提出了大脑皮质"运动区"的概念。这两位杰出的医学家所开创的研究大脑皮质机能定位的方法，一直到现在还被人们普遍采用。

在众多科学家多年的共同努力下，大脑不同区域职能分工的秘密终于被揭开了。目前，人们已经搞清楚的大脑皮质机能区域有：位于中央沟前方的中央前回，是管理躯体骨骼肌运动的主要区域，被称为"躯体运动区"（躯体运动中枢）。位于中央沟后方的中央后回，是主管体表感觉的重要区域，被称为"体表感觉区"（体表感觉中枢）。位于大脑半球后部的枕叶，是管理视觉的区域，被称为"视觉中枢"。大脑半球的颞叶是产生听觉的区域，被称为"听觉中枢"。位于大脑半球内侧面胼胝体上方的扣带回，是产生嗅觉的区域，被称为"嗅觉中枢"。另外，在人类的大脑半球上还存在着一个动物所不具有的重要中枢，这就是语言中枢。

科学家们发现，如果重复电刺激大脑皮质中央前回某一个区域时，可以反复引起躯体对侧的某一部位的肌肉收缩；如果刺激另一区域时，可引起躯体对侧另一部位的肌肉收缩；当刺激中央前回下方的某些部位时，可引起双侧头面部肌肉的收缩。

原来，躯体运动区的不同部位在固定管理着身体不同部位的肌肉活动！科学家们经过精细的实验研究，终于绘制出了一幅中央前回管理全身运动的"机能地图"。这幅地图实际上是整个人体在中央前回上的缩影。但这个缩影是通过"哈哈镜"镜头拍出来的，它把整个人体扭曲得简直不成样子。中央前回

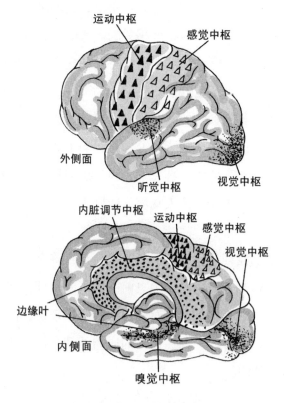

运动中枢　感觉中枢

外侧面

听觉中枢　视觉中枢

内脏调节中枢　运动中枢　感觉中枢　视觉中枢

边缘叶

内侧面

嗅觉中枢

大脑皮质的主要神经中枢

上管理某一运动的区域大小，与被管理的躯体部位的实际大小竟然没有任何关系！所以，全身各个部位就在中央前回上形成了一个畸形的身体缩影。

看到这样一个大头、大嘴、大手，小身躯、小腿脚的奇怪身体投影，你一定会觉得很可笑。那为什么会是这样一幅怪体形呢？

原来，不管我们身体的某个部位大小如何，如果这个部位的肌肉运动越是精细、灵巧，中央前回运动区管理它的神经元数量就越多，所占的区域就越大。所以，运动区的大小是与其管理部位运动的精细复杂程度相关的。我们人类双手长期从事各种劳动，灵巧无比，精细灵活得可以在显微镜下制作微雕作品，所以它的运动区特别得大。

我们人类具有独特的语言活动，说话口齿伶俐，唱歌委婉动听，这需要口、舌、齿、唇等部位灵巧地协调配合。我们人类是最富于面部表情的，喜、怒、哀、乐的复杂感情都通过面部准确地反映出来并与他人交流，所以人类头面部的运动区格外大。

中央前回管理运动还有另外一些特点：整个身体的投影是倒置的，即上半身的运动由中央前回的下方管理；下半身的运动由中央前回的上方管理。对于躯干和四肢来说，都分别由对侧的中央前回来管理；而头面部的肌肉活动，是由两侧的中央前回共同管理的。

为什么头面部的肌肉活动需要大脑皮质的双侧运动区管理呢？你想，我们的四肢是完全可以单侧活动的。但是我们说话、吃东西能够只靠单侧面部的肌肉活动吗？这样看来，在大脑皮质运动区上的身体"怪影"是非常合乎情理的。

加拿大的医生潘费尔德博士，为揭开人类大脑皮质感觉区的秘密做出了突出的贡献。由于潘费尔德职业上的便利，他能够在病人身上直接进行大脑皮质机能定位的研究。

1936年的一天，潘费尔德博士对一位局部麻醉少女的大脑皮质进行微弱的电流刺激。突然，这个少女惊叫起来："有一个人正向我走过来！"当电刺激大脑皮质的另一部位时，竟然唤起了这个少女对往事的回忆。后来他把全身躯体感觉在中央后回上的投影图描绘了出来，发现在中央后回上，我们人的全身竟然是一幅被肢解了的、十足的"丑八怪"。

全身感觉在中央后回上的定位特点与前面提到的运动区定位特点很相似：左半侧躯体的感觉，上传到右侧大脑半球的中央后回；右半侧躯体的感觉，上传到左侧大脑半球的中央后回；头面部的感觉，同时上传到两侧的中央后回，由双侧大脑半球共同管理；下半身的感觉传到中央后回的上部，上半身的感觉传到中央后回的下部，总体上呈一种倒置的投影关系；但是，头面部的感觉还是正立位置的。潘费尔德博士还发现，投影区的大小与身体感觉部位的大小毫无关系，而是与这个部位的感觉精细、敏感程度成正比。

我们人体在中央后回上的感觉投影，表现为手大、嘴大。手指的触觉分辨能力十分精细；嘴唇对物体的精细分辨能力也很强；舌的触觉和味觉极为发达。这些感觉灵敏的部位，其相应的感受装置比较多、密度大，大脑皮质感觉区与其联系的神经元数量必然要多、区域要大，这样就有助于大脑对这些感觉进行细致精密地分析。这就是我们全身感觉在中央后回上形成"丑八怪"投影的道理。

三、奇妙的"生物电"之谜

我们的身体是由数以亿计的细胞构成的。在英文中，"细胞"一词的写法是cell。但cell却有许多种汉语的意义：细胞、小室、电池等。原来"细胞"一词中还有"电池"的意思！我们都知道，一节电池就是一个小小的"供电站"和"发电站"。难道我们身体中数以亿计的小细胞，都是一个个小小的微型电池吗？

答案是肯定的！一个活细胞，就是一个小"发电站"，一个活细胞，就是一个小小的微型"电池"！细胞是产生生物电的源泉。

科学家们研究发现，细胞一旦"停电"，就意味着细胞活动的停止；细胞一旦"停电"，就意味着细胞生命的结束，也就意味着细胞的死亡。

生物电，是生命活动的"火花"。生物电，是生命的灵魂。生物电，就是生命之电！

生物电是怎样发现的？生物电是怎样产生的？神经在接受刺激信息、传送刺激信息、处理刺激信息时，是怎样发生电活动的呢？还是让我们逐步深入到神经细胞的"电世界"里做一次参观，逐步地揭示神经电活动的奥秘吧！

● 神奇的生物电现象

在一次外出的旅行中，古希腊著名的科学家亚里士多德来到了美丽的地中海。在大海滩上，亚里士多德看到了许许多多从没有见过的海洋小动物。动物的行为真是奇妙，生命的奇特现象令亚里士多德流连忘返。

细心的亚里士多德发现了一种奇怪的现象。海水中有这样一种特殊的鱼，当有身体比这种鱼更小的小动物游泳接近它们时，这些小动物立即就昏迷了，于是这种鱼就迅速地将昏迷的小动物吞入口中。有时候这种鱼会主动地追捕某些小动物，只要一接近小动物，小动物马上就昏迷，丧失了游泳的能力，甚至毙命，成为这种鱼的一顿饱餐佳肴。小动物昏迷前，身体突然惊厥一下就不能动弹了，动作非常像受到了电击一样。

这种奇妙的现象吸引着亚里士多德多次到海边驻步观察，使得亚里士多德百思不得其解。我们不能怪罪亚里士多德没能揭开这种现象的奥秘，毕竟，那是一个科学水平极其低下的时代。直到后来人们发现了电，具有了一定的电学知识以后，才明白这是鱼放电活动的结果。于是人们把这种具有放电能力的鱼称为"电鱼"。

人们到浅海中捕鱼、游泳是很经常的事情，因此也常常在无意之中受到这种电鱼的电击。当然，巨大的人体受到小电鱼的电击以后还不至于被击昏或者电死。这样的事情发生多了，也就难免发生一些偶然的事件。可能是有的患有某种疾病的人，偶然被电鱼电击到身体的某个特殊部位，或者是某个穴位，原来的疾病竟然减轻了，甚至是完全病除了。如此久而久之，根据人们积累起来的这些经验，逐渐发现当电鱼电击到人体的某些穴位以后，能够治疗人某种特殊的疾病，或者至少是减轻症状！

聪明的人类一旦发现这个秘密以后，就会快速地流传开来。于是，经济落后地区的人们从此就开始了使用电鱼电击治疗某些疾病的医术。当地的电鱼多得很，不用请医生花钱治病，只要捉几条电鱼对患者的特殊穴位电击几次就可恢复健康，这是多么既经济又实用的医疗方法！当然，这样原始、简单的方法治疗人体复杂的疾病，很难全部达到令人满意的效果，但毕竟能够起到一定的治疗作用。

在法国、意大利等某些沿海的偏僻落后地区，至今还有人仍然在海水退潮的海滩捕捉电鱼，使用电鱼电击人体穴位的方法来治疗风湿病。

从古代电鱼电击治疗疾病的实践得到启发，现代人发展了电子医疗仪器，对患者实行电疗，这已经成为高科技治疗疾病的手段之一。

到目前为止，人们发现的电鱼种类有很多种，如电鳗、电鳐、电鲶等。电鳗主要生活在南美洲的一些大河流里，它的身体外形很像深绿色的大巨蟒，特别喜欢在夜间出来活动，在河底部游来游去。一旦有一些小鱼、小虾之类的小动物接近它们，它们就会发出强大的电压和电流，将小动物电击昏迷或死亡。当然，这些小动物就成了电鳗饱餐的美味佳肴。

● 让心脏"领导"肌肉收缩

有的电鱼产生的生物电很强大，其电压可高达数十伏甚至上百伏。但是，我们人体细胞上的生物电电压都比较小，一般只有数十毫伏，这样微弱的电压单纯依靠我们皮肤的感觉是不能感知到的，所以使得人类数千年来竟对自身带电的现象毫无察觉。

但是，生物电既然是一个客观存在的事实，只要我们通过一定的方法就一定能够测定到或观察出来的。还是让我们来看看科学家们做的一些非常简单而有趣的生物电小实验吧。

全部实验使用非常简单的手术器械，还需要一只青蛙或者是蟾蜍(俗称癞蛤蟆)。把一只活青蛙从它的前肢下方拦腰剪断，将它的下半身皮肤剥掉，再去掉它的内脏，就会看到由脊柱下端的两侧各发出一根比较粗大的神经，这就是坐骨神经。把蛙体的下半身从正中间剪开，小心分离一侧的坐骨神经一直到大腿的膝关节，将其沿途的分支剪断，把膝关节以上的其他组织都去掉，只保留坐骨神经。把小腿背侧的肌肉(在解剖学上叫作腓肠肌)分离出来，然后再从膝关节下方将小腿的其他部分全部剪掉，这样就剥制出了一个"坐骨神经—腓肠肌标本"。

取另外一块活性完好的肌肉，在它的某一个部位用小剪刀剪伤一个小口。根据科学家们的测定我们已经知道，细胞的内部液体是带负电荷的，所以，肌肉的伤口处，由于细胞内液外溢出来，当然也是带负电荷的。然后将坐骨神经—腓肠肌标本的神经干一点接触肌肉的完好部位，另一点接触肌肉的损伤部位。我们会意外地发现，每进行这样接触一次，标本上的腓肠肌竟然会收缩一次！

这是怎么回事呢？这是由于肌肉的完好部位与损伤部位之间存在着数十毫伏的电位差(科学家们称为损伤电位)，当标本的神经干同时与它们接触时，就对坐骨神经干形成了电刺激，坐骨神经兴奋产生神经冲动到达腓肠肌，于是就引发腓肠肌产生一次收缩活动。

肌肉收缩不但可以由肌肉刺激产生，肌肉收缩还可以由心脏活动刺激产生，让心脏的跳动来"领导"肌肉的活动。

在实验室里，我们可以摘取蛙的整个心脏，注意不要伤及心脏本身的任何部位，这样离开身体的心脏还能够自己跳动很长时间。将心脏置于洁净的玻璃板上。将坐骨神经—腓肠肌标本的神经全部搭在跳动着的蛙心脏上，用一根绝缘的小木棒(如小火柴棍)在坐骨

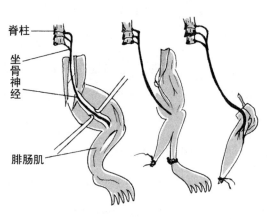

脊柱

坐骨
神经

腓肠肌

坐骨神经-腓肠肌标本的制备

神经的中间支撑起来，使坐骨神经有两个点与心脏接触。这样我们也会发现一个奇特的现象，蛙的心脏每跳动一次，腓肠肌也会随着心脏的活动节律收缩一次。心脏竟然也能"领导"肌肉的收缩！

这是由于心肌细胞在每次兴奋时都产生了电活动，这个电活动刺激了坐骨神经，从而引起腓肠肌也随之收缩。

这样的小实验有意思极了！不用复杂的手术器械，不需要多么复杂的解剖学技术，只要细心按照上述方法操作，是非常容易成功的。这些都是神奇的生物电演跳出的"生命舞蹈"。

如果觉得上面的实验还是很复杂不好做，那么，下面这个生物电小实验是再简单不过的了。

从金属废品中选取5～10厘米长的铜金属丝(或者小铜片)和一同等长度的锌金属丝(用废旧电池上的锌皮片也可以)，然后将两种金属丝扭在一起，弯成一个镊子形状，这叫作锌铜弓(也叫作锌铜镊子)。在0.7％氯化钠(食盐)溶液中蘸湿以后，用锌铜弓的两极同时轻轻地接触蛙体上的坐骨神经或坐骨神经—腓肠肌标本上的坐骨神经。这也会使你惊喜地发现，每当接触一次时，坐骨神经所支配的肌肉就会产生一次收缩活动。这又是怎么回事呢？

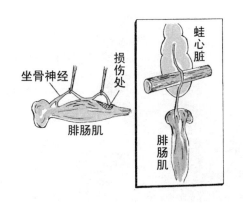

损伤电位和心电引起肌肉收缩

物理学的知识告诉我们，任何的金属在水溶液中都会发生电离，产生带电的离子。但是，不同的金属发生电离的程度和产生的电荷是不相同的。锌铜弓上的锌极和铜极电离出的电荷带电性质当然是不完全一样的，所以使得两个极之间形成了一定的电位差别。既然肌肉和心脏的生物电能够刺激神经兴奋，从而使肌肉产生收缩，锌铜弓上的金属电当然也能刺激神经兴奋，神经产生的神经冲动传到它所支配的肌肉，于是就会引起肌肉产生收缩活动。这些奇妙的生物电多么有趣！青少年朋友们，你们想知道生物电是怎么被发现的吗？

● 脍炙人口的科学史话

在生物电发现的问题上，生物学家与物理学家还发生过一场极为激烈的学术争论，回顾这场学术之争，不仅对于我们后来人有很大的启发，而且对我们也是一次有益的科学思想教育和科学品德教育。

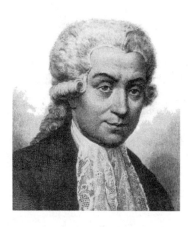

意大利科学家伽伐尼

那是在1786年的一天，事情发生在意大利博洛尼亚大学的生物学实验室内。著名的生物学教授伽伐尼正在给学生演示蛙体的解剖，旁边一位助手拿着手术刀帮忙。助手不小心用手术刀碰了一下身边的静电机，意外的事情发生了：正在给学生演示的那只裸露的蛙体后肢突然有力地抖动收缩了一下！

正在演示的伽伐尼为之一惊，立刻追问他的助手："怎么回事？"

助手由于失误，内心十分紧张，于是窘红着脸向伽伐尼道歉："对不起，教授。是我自己不小心用手术刀碰了一下静电机。"

伽伐尼是一位十分细心、善于捕捉细节、刻苦研究的生物科学家。由于是在课堂上，他没有当众责备自己助手的不经心，继续进行他的解剖实验。

下课以后，伽伐尼反复捉摸课堂上发生的偶然事故：静电机—手术刀—蛙腿肌肉收缩？这样一个十分意外的小事故立即使伽伐尼豁然开朗：静电机放电可使肌肉收缩！

学生们和助手都离开了实验室，伽伐尼决定自己动手再重复一下"课堂事故"。他把裸体的蛙标本再一次与静电机接触，蛙体真的又发生了收缩活动！他又把蛙体放在远离静电机的地方，然后使用不同的金属接触蛙腿的肌肉和神经，发现也能引起蛙腿的肌肉收缩。

由于实验的需要，伽伐尼在自己家中小院子的铁栏上用铜钩吊起了不少赤裸裸的蛙腿。一天，正当伽伐尼在进行他的生物实验时，突然，一阵小风刮来，直刮得铜钩上的蛙大腿晃悠悠地摆动个不停。伽伐尼发现，每当蛙大腿碰到铁栏时就猛烈地收缩一次。

伽伐尼是历史上第一个解释生物电的人。他认为引起蛙腿收缩是由于蛙腿上带有"动物电"造成的。他还认为，青蛙的神经和肌肉是两种不同的组织，各自带有相反的电荷，两者之间存在着电位差，一旦有导电性能良好的物体把两者接通，就会有生物电流通过，肌肉就会收缩。

其实早在伽伐尼以前，法国一位叫作维尔纳的解剖学家也遇到过生物电现象。他记载说："将刚死的蛙腹腔内的一根走向腿部的神经引出，用小刀稍稍刺激这根神经，蛙腿就会颤动……如果蛙死去很久，这种现象就不会发生。"但是，这样一个发现生物电的机会与维尔纳擦肩而过了。

细心观察、善于动脑的伽伐尼捕捉到了这个瞬间的机会。机遇只偏爱心细动脑的人。科学家的素质就是善于发现问题、解决问题。伽伐尼发现生物电的过程纯属偶然事件，但对于他这样善于发现、善于思考的科学家来说，又是必然的结果。

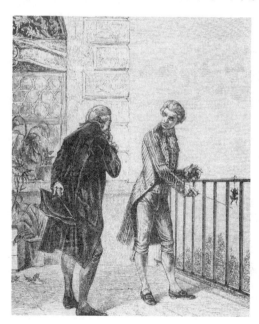

伽伐尼发现动物电

1791年，伽伐尼发表了著名的论文《肌肉运动中的电效应》。没想到，一场科学发展史上的大论战由此引发了。

当时正在意大

利帕维亚大学担任教学与研究的著名物理学教授伏打，很快就阅读到了伽伐尼的论文，并且亲自动手重复了伽伐尼的实验，并得出了与伽伐尼同样的结果。

但是，对于同一实验结果，不同的人解释是不一样的。伏打教授认为：蛙腿收缩是由于两种不同金属(铜和铁)之间产生的物理电刺激刺激了肌肉后，才引起肌肉发生收缩的。肌肉本身并没有什么"生物电"。物理学家伏打教授否认了伽伐尼的生物电说法！

搞生物科学的认为是生物电，搞物理学的认为是物理电，真有点儿各有偏爱的味道。伏打与伽伐尼关于生物电的争论一直持续了七八年，互不相让。但执著的伽伐尼还是坚信活体肌肉是具有生物电的。他暗下决心，一定要设计出一个令伏打无可挑剔的实验，证明生物细胞是带电的。

不知经过了多少次的实验设计，经过了多少个无眠之夜，伽伐尼绞尽了脑汁：物理电刺激肌肉可以使肌肉发生收缩，若是使用细胞的生物电直接刺激肌肉产生收缩，不就让伏打无懈可击了吗？

在一个漆黑的夜晚，伽伐尼又在他的实验室里研究"生物电刺激肌肉收缩"的方法。精力极度困倦了，他只好躺在实验室的木床上稍作休息。身体倒是平躺在床上安静下来了，但活跃的思绪怎么也平静不下来。突然他头脑思维的火花闪烁了一下，兴奋的伽伐尼迅速翻身下床，又回到了实验台动起手来。一个精心设计的"无金属收缩实验"方法诞生了！

伽伐尼把蛙体肌肉剪开了一个小口，将新制作的一个神经肌肉标本的神经一点搭在肌肉伤口处，另一点置于肌肉的完好部位。如果肌肉细胞确实存在着生物电，一定也能刺激神经肌肉标本兴奋收缩。细心！一定要细心！结果正如伽伐尼所预计的，神经肌肉标本收缩了。这个结果令伽伐尼兴奋不已，几乎要呐喊起来，欢呼跳跃起来。为了证明自己实验结果的可靠性、并非偶然，伽伐尼很快又冷静下来，整整又实验了一个通宵，对自己的实验重复了一次又一次。看到蛙腿肌肉一次次发生的收缩动作，伽伐尼就像一位舞蹈迷乐此不疲地欣赏一个优美的舞姿。

第二天，伽伐尼以他确凿无辩的研究事实，又开始了对伏打挑战的反击。真理总是越辩越明。原来两种电都确实存在，蛙腿既能被体内的"动物电"所激动，也能被外来的"金属电"所刺激。伽伐尼的"无金属收缩实验"无疑就是"生物电"存在的、有理有据的绝妙实验。

既然这样，伏打应该认输。但是伏打也是一位毅力坚强善于钻研的物理科学家，他受伽伐尼发现的"动物电"的启发，数年以后，终于发明了人类历史上第一个人造电源——"伏打电池"。为了感谢伽伐尼对自己的重要启发，伏打竟然把自己发明的电池取名叫作"伽伐尼电池"。伽伐尼第一个解释生物电是个不争的事实，但是要把伏打发明的电池以自己的名字命名，品德高尚的伽伐尼深感受之有愧，于是他再三真诚地推让拒绝了。当然最后还是以发明者的名字命名为"伏打电池"。

在学术争论时，生物学家和物理学家据理力争、毫不相让、不讲情面，这种严谨治学、追求科学、追求真理的精神实为可嘉可敬。在成就和荣誉面前，生物学家和物理学家又谦逊恭让、不计名利，风格实在高尚。他们所表现出的崇高的科学道德，既是科学史上一段脍炙人口的佳话，又为后人树立了光辉的典范。

● 神秘的静息电位

现代电子仪器高度精密发达，科学家们就是使用电子仪器进行生物电实验的。科学家们用特制的细玻璃管制作成直径1微米以下的电极，里面充满能够导电的电解质溶液，把它插入到神经或者肌肉细胞的内部。由于玻璃微电极极其纤细，对细胞的损伤微不足道，所以细胞仍然能够很正常地进行生命活动。插入细胞内部的微电极叫作记录电极。将另外一个电极(称为参考电极)放置到神经或肌肉细胞的表面，两个电极分别输入到非常灵敏的电位计中。只要两个电极之间电位水平不一样，哪怕是存在很小的电位差，也会使电位计的指针发生偏转，并且指示出两个电极之间的电位差值。

科学家们发现，当将微电极插入到神经细胞的内部时，总是看到电位计的指针朝向细胞内电极一侧发生偏转。这说明，细胞在没有受到任何刺激的情况下，细胞内部的电压总是比细胞外部低。细胞内侧电位低，说明它带负电，细胞外侧电位高，说明它带正电。在细胞不受任何刺激的情况下，以细胞膜

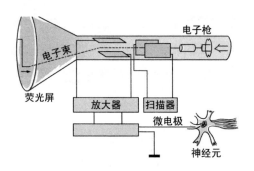

神经细胞生物电测量装置

为界限，细胞内外之间这种外正内负的跨膜电位差，科学家们称之为跨膜静息电位。

科学家们通过现代科技手段，精确地测定了许多种动物的不同细胞，发现它们的静息电位数值是不完全一样的。蛙的骨骼肌细胞的静息电位为-50~-70毫伏；哺乳动物的肌肉或神经细胞的静息电位为-70~-90毫伏；人的红细胞的跨膜电位为-6~-10毫伏。只要是细胞不受到刺激，这种跨膜的静息电位就会相对稳定地保持在自己固定的电位水平上。

● 应获诺贝尔奖的"枪乌贼"

上述测量神经细胞静息电位的方法，目前一般科学实验室内都能进行。但是在数十年以前，这可是一件说起来容易做起来难的事情。

当时遇到的最大难题是不能制作直径非常纤细的记录微电极。当然，要是能够寻找到一种直径非常粗大的神经纤维，问题也就好办了，记录电极直径粗一些也没有关系。可是到哪里去寻找直径粗大的神经纤维呢？一般的神经纤维直径只有几个微米。要将电极直接插入神经纤维内部，又不能对神经纤维的活动造成明显的伤害，这实在是一个非常棘手的难题。

1936年，英国的著名生物学家扬格在解剖一种叫作枪乌贼的无脊椎动物时，无意中发现了一条特别粗大的神经纤维，其直径大约接近1毫米，它的直径比一般的神经纤维粗50～100多倍！这是科学家们迄今为止发现的最为粗大的神经纤维。但是，扬格是一位动物形态解剖学家，他只知道在动物体内有如此粗大的神经纤维是极不寻常的。他哪里知道，神经生理学家们正在为寻找特别粗大的神经纤维"踏破铁鞋无觅处"呢。

很快，英国剑桥大学的霍奇金教授知道了扬格发现枪乌贼粗大的神经纤维的消息，高兴得使他欣喜若狂。科学家敏锐的头脑和灵感，使霍奇金认为，枪乌贼粗大的神经纤维是研究神经纤维电活动的极为理想的实验材料。这正是"山穷水尽疑无路，柳暗花明又一村。"

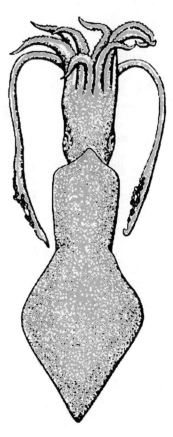

枪乌贼

　　于是，在此后的许多年中，霍奇金利用微电极(当时制作的微电极，直径要比现在粗很多倍)技术，在枪乌贼巨大的神经轴突上进行了大量的、卓有成就的开拓性工作，为揭示神经生物电、神经冲动发生机理的研究做出了历史性的突破。为此，霍奇金与另外两位科学家获得了1963年的诺贝尔生理学和医学奖。

　　获奖后，霍奇金在回忆自己的研究工作时深深感到，如果没有扬格发现枪乌贼巨大神经轴突，他是不可能取得生物电研究的巨大成就的。所以他曾经很谦虚地说："扬格1936年所引入的枪乌贼巨大神经纤维，其贡献比任何一项单独的进展都要大。"

　　在座的科学家们都说："枪乌贼对生物电的研究功劳是巨大的。"

　　于是，有的生理学家诙谐打趣地说："真正获诺贝尔奖的应该是枪乌贼啊！"

　　由此可见，善于动脑、善于发现，选择好理想的实验材料，对于实验研究的成功起着关键的推动作用。如果不是扬格发现枪乌贼巨大神经轴突纤维，单纯依靠改进微电极的制作技术，这一项研究成果大约至少要晚20多年！因为直到20世纪50年代后，科学家们才制作出了能够插入一般神经纤维的更微细的玻璃微电极。

● 神经细胞"充电"的奥秘

　　神经细胞上存在着生物电，这已经是无可争议的事实。但是你知道，神经细胞为什么会像"电池"一样充电，"充电"的奥秘到底在哪里？

要揭开活细胞产生静息电位的奥秘，其关键还在于细胞膜上。原来细胞膜是一种神奇的膜，由于它特殊的化学组成，使得它在细胞的生命活动中作用独特、特性神奇。

我们知道，任何细胞的外面都是由一层非常薄的细胞膜包围着。这层细胞膜的脾气特性非常古怪，它对不同物质的通透性不一样。细胞膜内部的液体是细胞内液，其中含有大量的多种化学物质，特别是含有许多的带有正电荷和负电荷的离子。细胞膜外侧的液体是细胞外液，其中也含有许多种带电荷的离子。

在细胞膜没有受到任何刺激的安静情况下，细胞膜对两侧水溶液中的钠离子、氯离子、钙离子等，是不允许它们随便通过的，只有当细胞膜受到刺激以后，才允许其中的某种离子通过它。在任何情况下，带有负电荷的有机蛋白大分子细胞膜都不允许它通过。

但是细胞膜唯独对钾离子特别宽容、网开一面，特别地允许它们畅通无阻地穿过细胞膜进出细胞。

当神经细胞没有受到任何的刺激时，细胞外液中含有较高浓度的钠离子、氯离子和钙离子。细胞外液的钠离子浓度要比细胞内液高出十几倍。尽管细胞外液中钠离子浓度很高，十分倾向于扩散进入到细胞内液，由于细胞膜不允许它们通过，所以钠离子也无可奈何，只好在细胞外液中"拥挤"着。但是，如果细胞膜受到刺激，细胞膜上的钠离子通道(细胞膜上一种分子内部带有小孔的蛋白质，专门允许钠离子通过)被打开，钠离子就会迅速地进入到细胞的内部。

细胞内液中"拥挤"着比较多的带负电荷的有机蛋白大分子，无奈它们也没有办法出来。我们都知道同性电荷相排斥、异性电荷相吸引的道理。细胞膜内侧带负电荷的有机蛋白大分子，当然要吸引细胞外液带正电的钠离子，但是，细胞膜阻挡着钠离子不对它们放行。于是，它只有吸引大量带正电的钾离子在细胞内液中与之做伴。这样，细胞内液中钾离子的浓度非常高，一般要比细胞外液高出30多倍。

细胞膜上还存在着一种微型的"离子泵"——钠—钾泵。据科学家们估算，一个小型的神经元上就存在着大约100万个钠—钾泵。这种离子泵是细胞膜上的一种特殊的蛋白质，它的作用是，当细胞内液中钠离子浓度高于正常水平时，或者是细胞外液的钾离子浓度高于正常水平时，细胞膜上的钠—钾泵就开始消耗一种叫作三磷酸腺苷ATP的生物能量物质，自动转运起来。把细胞内侧多余的钠离子泵出细胞，把细胞外侧多余的钾离子摄入细胞内部；它每向细胞外泵出3个钠离子时，同时也要把细胞外液中的2个钾离子摄入到细胞内部。

钠—钾泵就是这样一种有生物活性的微型离子泵，它可能是世界上最微小的泵了。前些年有的科学家从细胞膜上"拆下"这种离子泵，并把它装配到人工制造的细胞膜上，结果它们仍然具有转运离子的特性。由于细胞膜上钠—钾泵在转运带电离子时，向细胞外泵出去的钠离子数量多，而向细胞内侧摄入的钾离子少，所以，细胞内侧带负电荷较多，细胞外侧带正电荷较多。这样就使细胞膜外侧带正电,细胞膜内侧带负电,从而就形成了外正内负的跨膜电位。

由此看来,钠—钾泵实际上就是细胞产生生物电的"电池泵",是细胞上的"发电泵"!

这样,由于细胞内液中含有大量的钾离子,它们感到十分拥挤,于是就会顺着自己的浓度差向细胞外液扩散。细胞每有一个钾离子扩散到细胞外液,细胞外液就多了一个正电荷,而细胞内液就多了一个负电荷(少了一个正电荷)。钾离子向细胞外液扩散的越多,细胞内外之间的电位差别就越大。当细胞外液中的正电荷排斥带正电荷的钾离子外出的力量,与钾离子向外扩散的浓度力量达到相同时,钾离子就停止了它向细胞外扩散的活动,这个时候细胞内外之间的电位差也就达到最大值,并且稳定下来。这就是科学家们测量到的细胞静息电位数值。

由此看来,细胞的静息电位实际上是细胞进行生命活动时蓄积能量"充电"的结果。难怪英文的细胞(cell)一词有"电池"的意思。所以,我们身体的每一个小细胞就很类似一个小电池。从这个意义上说,我们的整个身体就相当于由数以亿计的小电池组装起来的一个"大电池组"。

细胞在安静状态时蓄积能量"充电"。充电的目的当然是在细胞需要的时候"放电"使用。当细胞受到刺激以后,细胞在静息状态下蓄积起来的电能就要开始"放电",从而闪烁出绚丽多彩的生命活动的电火花。

● 脑电波的发现

既然大脑中存在着上百亿个神经元，每个神经元兴奋时都发生电活动，若是把大脑在活动时的电变化记录出来，那该是个什么样子呢？在今天产生这样一个想法是不奇怪的，但是第一个产生这种设想的就是很了不起的人。

第一个产生这种设想的人是德国著名的精神病学家勃格尔。

那是在20世纪20年代初期，勃格尔由于他的工作职业的特点，接触过大量的精神病患者。他知道，任何的精神病患者，他们的大脑皮质一定发生了神经结构上或者是神经机能上的异常变化。勃格尔首先想到，神经元不管发生了什么样的变化，肯定在它们兴奋活动时，也会发生生物电方面的变化的。说不定，利用生物电方面的变化规律，还能够对患者进行精神病方面的诊断呢。

在那个时代，科学技术的进步发展也为脑电的记录创造了极为有利的条件。在物理学上，人们发明了电子放大器、电子记录仪等，电子管放大器足以能够把很微弱的电信号清晰地放大出来，电子记录仪也可以将微弱的电信号显示记录出来。也正是有了这样比较先进的电子仪器，当时科学界已经能够把人心脏活动时的电变化——心电图记录出来。

大胆的设想还需要大胆的实践来变成现实。1924年，勃格尔经过深思熟虑，开始把他的大胆设想迈入了大胆的尝试阶段。于是他在病人的头皮上刺入了两根针形白金丝电极，把电极的另一端输入到电子放大器，然后再输入到记录心电图的仪器中。

一开始，脑电的活动变化记录不出来。勃格尔茫然了：到底是没有脑电，还是记录仪器不够灵敏记录不出来？心电图上的电活动，电压一般都是毫伏级别的。当勃格尔把记录脑电的电压放大器进一步放大到微伏级别时，果然记录到了比较清晰的脑电波形！勃格尔为此欣喜若狂，设想中的事情终于被证实了。1929年勃格尔把他的记录结果写成了论文正式发表，这就是我们人类科学史上第一篇人脑电波论文的诞生过程。

对于真理，人们对它也总有一个认识过程，即使是最伟大的科学家也不能例外！

当时英国剑桥大学著名的神经生理学家、诺贝尔奖金获得者爱君恩对此持怀疑态度，他怀疑勃格尔记录到的可能是空中电波的干扰，也可能是电子仪器的"噪音"干扰影响，而不是脑电波。懂得电子的人们都知道，当将十分微弱的电信号放大到一定程度时，外界强大的干扰信号(噪音)往往会把需要记录的电子信号掩盖住，正像一个人微弱的说话声音可以被强大的鼓乐声掩盖住，使人听不到一样。说实话，爱君恩对勃格尔脑电波的怀疑也是很有道理的。

怀疑毕竟是怀疑，用事实说话还是最有分量的。世界第一流的科学家毕竟不会只相信自己的怀疑。1934年，爱君恩开始重复勃格尔的实验。他把受试者置于能够完全隔离电子干扰的实验室内进行脑电波的记录。爱君恩也记录到了与勃格尔同样的结果！自此，爱君恩正式承认了脑电波的客观存在，否定了过去对脑电波的怀疑。从此以后，脑电波的客观存在得到了人们的普遍认可。

后来，人们在刺激某个感受器或者这个感受器的传入神经时，发现在大脑皮质上的特定部位也可以记录到一种局部的电活动，因为这种大脑皮质上的电活动是靠刺激感受器或者传入神经后诱发产生的，所以科学家们把这种电位叫作诱发电位。诱发电位后来成为人们研究全身感觉在大脑皮质上定位的重要方法。

勃格尔和爱君恩记录到的脑电波，实际上是大脑皮质上的神经元在没有明显的外来刺激的情况下自动发生的，因此后来被称为自发电位，这也就是我们现在通常所说的脑电图。

四、高效的"CPU"运作

我们习惯上把电子计算机叫作"电脑"。那为什么要把一台没有生命的仪器称作"电脑"呢？一是它需要带电操作运行并运用了电子的运行规律，二是因为它是按照人们所规定的程序对各种信息进行处理，在事先所设定的程序内代替人脑运行工作。

从这里我们就可知道，再先进的电脑也是通过人的大脑设计出来的。反过来，任何先进的电脑却永远也不会制造出人脑来。所以，电脑是人脑的产物，电脑是对人脑的模仿，电脑是仿生学的重要发现。我们人的大脑实际上是一部"天然计算机"。我们也完全可以把自己的大脑看作"天然电脑"、"有生命的电脑"、"生物电脑"。

我们知道，电脑的"核心"是处理信息的中央处理器——CPU。在人体上，人脑就是最高效的CPU！

我们常说，神经能够接收刺激信息、传送刺激信息、处理刺激信息。那么，你知道神经到底是怎么接收刺激信息的吗？接收的刺激信息又是怎么传送出去的呢？它们究竟是怎样对刺激信息进行处理的？那就请你看一看我们人脑的CPU是怎样运作的吧！

● 神经纤维上的信息使者

　　神经纤维的主要功能之一是传导电的脉冲信息——神经冲动。由于神经细胞长有许多非常长的纤维突起，使得它们传导信息更加直接、更加快速，甚至一步到位，省去了信息多次在细胞之间传递的繁杂过程。

　　当神经纤维受到一个有效的刺激以后，就会产生兴奋。神经纤维兴奋的标志就是产生动作电位，也就是神经冲动。

　　细胞在静息时就已经蓄积起一定的电势能——静息电位，使细胞外侧呈较高的正电位，细胞内部呈较低的负电位。刺激的结果使神经细胞膜上的钠离子通道被打开了，于是细胞外液中大量拥挤的钠离子就顺着浓度差迅速地涌入到细胞的内部。当然，细胞内部较多的负电荷也强有力地吸引大量的钠离子快速进入细胞，使原来细胞内的低电位迅速升高，并且高于细胞膜外。于是细胞暂时由安静时内负外正的膜电位，迅速转变成外负内正的膜电位。这样在不到1毫秒的时间内，就快速地使细胞内的膜电位增高大约120毫伏。

　　此时，细胞内的正电位开始排斥细胞内部的钾离子，细胞内部浓度比较高的钾离子也倾向于向细胞外液快速疏散出来。大量的钾离子快速地外流，又使细胞内的电位快速下降，大约在数毫秒时间内就使细胞内的电位又恢复到静息时外正内负的膜电位水平。这样，钠离子和钾离子先后一进一出，就使神经细胞的膜电位产生一次升降变化，使神经细胞完成了一次快速的"放电"过程。

如果使用电子示波器记录这个放电的全部过程，就会在示波器的荧光屏上看到一个尖峰一样的电位变化波形，这个电位波形就是动作电位，也就是我们常说的神经冲动。

动作电位的发生是神经受到刺激后发生兴奋的表现。所以神经兴奋(放电)后，细胞内外的离子分布与兴奋以前大不一样了。这时，位于细胞膜上的钠—钾泵开始运转活动起来，它消耗三磷酸腺苷(ATP)的能量，重新把细胞内的钠离子泵出细胞，同时把细胞外的钾离子收回细胞。在很短的时间内使它们的分布恢复正常，使神经细胞重新"充电"蓄能，为神经再次接受刺激产生兴奋做好了准备。

动作电位是神经细胞受刺激后产生的兴奋信息，是刺激信息的携带者。这个电脉冲一旦在刺激部位产生，就不会只停留在原地不动，它会以电波脉冲的方式，按照一定的速度沿着神经纤维传播到远处。这正如在平静的湖面上激起的水波不会停止不动，而是要不断向远处传播一样。神经电脉冲传播的过程就是信息在神经纤维上的传导过程。

神经细胞受到刺激产生动作电位，是以"全"或"无"方式发生的。什么是"全"或"无"呢？"全"就是当神经细胞受到较强的刺激后，只要产生动作电位，它就以最大的幅值高度来产生；如果受到的刺激强度比较弱，动作电位就不产生，这就是所谓的"无"。总之，动作电位只要产生，其幅值就是

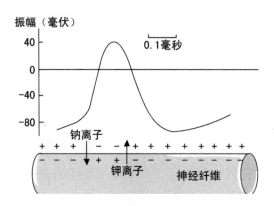

振幅（毫伏）

0.1毫秒

钠离子

钾离子　神经纤维

神经冲动是这样发生的

固定大小的，就不再受刺激强度大小的影响。

如果刺激的频率加大，它产生的动作电位频率也随之增高，但产生的动作电位的幅值高度永远是固定不变的。如果刺激频率过高，就会使后一个刺激落到前一个刺激产生的动作电位活动期间，那么后一个刺激就无效了。这就是说，神经兴奋产生动作电位期间，必然有一段时间的"不应期"，此期内对任何强度的刺激都不再发生反应。所以，动作电位永远是一个个各自分离的，是脉冲式的，这就是人们把动作电位又称为电脉冲的原因。

这正如用手指扣动扳机打枪发射子弹一样，扣动的力量小了，子弹就不会飞出枪膛一分一毫；只要扣动力量达到一定强度，子弹就必然要发射出去，而且该飞多远就飞多远，子弹飞行的距离就不再受手指扣动扳机力量大小的影响了。子弹的发射就是"全"或"无"的方式，也是脉冲式的。神经产生电脉冲的方式与发射子弹的方式是完全一样的。

神经以"全"或"无"方式产生动作电位，决定了神经电脉冲携带的信息只能是以"调频"(以电脉冲的密度频率多少)的方式，而不是以"调幅"(以电脉冲幅度的大小)的方式。这就是说，神经是通过发放电脉冲的频率、数目进行编码来负载各种信息的。现在的收音机不是有"调频收音机"和"调幅收音机"吗？调频收音机可以说是在模仿我们人体神经纤维传导信息的方式，是从神经纤维"学习"而来的。

● 神经信息的传播与电流一样快吗

最初，人们只知道神经纤维传导信息的速度是非常快的，还一直认为神经纤维上传导兴奋电脉冲与金属导电的速度一样快呢，其实不是这样。

怎么测定出神经纤维传导电脉冲的速度呢？这又是生理学上的一道难题。

1850年，德国杰出的生理学家赫尔姆霍兹设计出了一个很简单的方法，首先测定出了青蛙坐骨神经干神经冲动的传导速度。

赫尔姆霍兹制作了一个青蛙坐骨神经—腓肠肌标本，先是在尽量靠近腓肠肌的部位刺激一次坐骨神经，记录腓肠肌产生收缩的潜伏期(从刺激坐骨神经纤维开始到腓肠肌开始收缩的时间间隔)，然后在尽量远离腓肠肌的中枢端再刺激一次坐骨神经，重新记录腓肠肌收缩的潜伏期。按照赫尔姆霍兹的预先推测，第二次刺激坐骨神经纤维的点距离腓肠肌远了，腓肠肌收缩的潜伏期一定会延长的。测定的结果确实正如预期所料！赫尔姆霍兹认为，潜伏期延长的时间，就是神经冲动从第二次刺激点传到第一次刺激点所花费的时间。用两次潜伏期的时间差再除两次刺激坐骨神经纤维的距离差，这就是坐骨神经纤维的神经脉冲传导速度。

这样，赫尔姆霍兹解决了测定神经纤维传导电脉冲速度的难题，首先测得神经纤维传导电脉冲的速度大致在20～30米/秒，证明了神经纤维传导电脉冲的速度与金属传导电的速度是不相同的，比金属传导电的速度要慢得多。

赫尔姆霍兹使用极其简陋的研究方法，得出了非常有意义的实验结果，他的巧妙研究思路实在是令人佩服，永远值得我们学习。到了20世纪，电子示波器的诞生，使人们对神经冲动的传导速度测定得更加精确。

现在我们已经知道，神经纤维上兴奋电脉冲传导的速度与动物的种类、环境温度、纤维的直径以及神经纤维有无髓鞘等因素有关。如人体最粗的有髓鞘纤维，其传导速度可高达到120米/秒，相当于时速400千米以上，这个速度要比目前世界上的"百米飞人"奔跑快10多倍！当然，我们的身体里也有传导速度非常慢的神经纤维，它们的速度在1米/秒以下，但是绝大多数的神经纤维传导速度都在每秒数十米。这对于我们身长不足2米的小小人体来说，也足以在一眨眼的瞬间就可把信息传到身体的任何部位。

既然在神经纤维上电脉冲的传导不同于金属电线上的导电方式，那它究竟是怎么传导的呢？

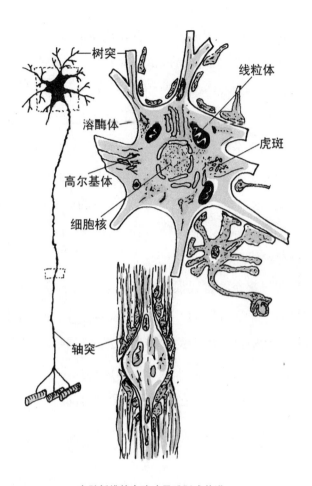

树突

线粒体

溶酶体

虎斑

高尔基体

细胞核

轴突

有髓纤维的电脉冲呈跳跃式前进

关于神经纤维上电脉冲的传导方式，许多的科学家曾经提出过众多的解释方式，最后在英国生理学家霍奇金的肯定下，确立了今天生理学家们公认的"局部环路电流"传导学说。

这个学说把神经纤维看作是一根内部充满导电轴浆的管道，神经膜是一层具有一定电容量的、高电阻的膜。当神经纤维某处受到刺激兴奋时，该处的神经膜电阻降低、通透性增大。前面我们已经介绍说，产生动作电位的兴奋部位膜的外表电位低，而邻近未兴奋部位的电位比较高，于是便有电流流向兴奋部位；而兴奋部位的膜内的电位比较高，邻近未兴奋部位的电位比较低，于是膜内的电流从兴奋部位流向未兴奋部位。兴奋部位与未兴奋部位之间就形成一种局部的环路电流，从而使得邻近未兴奋部位受到局部环路电流的刺激而产生兴奋。新产生兴奋的部位再以同样的方式把兴奋的电脉冲继续推向前进。依此类推，神经电脉冲便沿着整条神经纤维传导下去，一直传导到纤维的末梢。

这种传导兴奋的方式很类似于导火索的燃烧，只不过导火索的燃烧是"一次性"的，不能反复燃烧。而神经纤维电脉冲传过以后，依靠细胞膜上的离子泵消耗能量转动，在极短暂的时间内就使细胞内外的离子分布重新恢复正常，为下一次传导电脉冲做好了准备，因此它是可以反复进行的。

不过，这种局部环路电流传导电脉冲的方式，只适合于无髓鞘的神经纤维。

在我们人体的神经纤维中，还存在着大量的有髓鞘的神经纤维。有髓神经纤维上有一节节的长约1毫米的髓鞘。髓鞘是由神经胶质细胞包裹神经纤维而形成的，包裹着髓鞘部位的纤维是绝缘的，不能导电。所以，有髓鞘的神经纤维是不可能形成局部环路电流的。

那么，有髓鞘的神经纤维又是如何传导电脉冲的呢？

早在1807年，美国科学家维兹尔就发现了这样一种事实：把铁丝放进浓硝酸溶液中，铁丝的表面很快就产生一层氧化铁膜。当用电流刺激或者用锌片刮这层铁膜使铁膜遭到破坏时，这部分铁丝对其邻近的氧化铁来说是一种高电位，便产生了局部电流，使邻近的氧化铁还原成铁。接着还原的铁又会影响它邻近的氧化铁，如此下去就形成了局部电流式的传导。

进入20世纪以后，美国芝加哥大学的生理学教授黎利在研究有髓鞘神经纤维传导电脉冲的机理时，受到了上述现象的启发，认为无髓神经纤维传导电脉冲就是"铁丝模型"的传导方式。他想，如果在铁丝模型上套上一节节的绝缘的玻璃管，各节玻璃管之间的裸露区，就相当于有髓神经纤维髓鞘之间的郎飞氏结，这样模拟有髓神经纤维该会是一种怎样的结果呢?

黎利教授小心地将铁丝用绝缘的玻璃管一节节地套好，测定套上玻璃管以后的"铁丝神经纤维模型"的传导速度。令人惊喜的结果出现了：铁丝神经纤维模型的电流传导速度竟然增快了许多!

由此，黎利教授大胆地提出了他的设想，有髓神经纤维上电脉冲的传导很可能是一节一节地跨越郎飞氏结之间的髓鞘，跳跃着传导过去的!黎利的大胆设想和实验为后人探索有髓神经纤维上电脉冲的传导机制确实打开了思路。

设想毕竟还是设想，必须还要回到有髓鞘的神经纤维的实际上来。

后来，日本著名的生理科学家田畸在有髓神经纤维上进行刺激，发现了这样一种现象：郎飞氏结处神经膜的兴奋性比较高，受到刺激后很容易兴奋；而髓鞘包裹处神经膜的兴奋性比较低，受刺激很不容易兴奋。

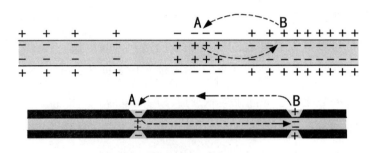

有髓神经纤维的电脉冲呈跳跃式前进

因此田畸设想，如果有髓神经纤维上的电脉冲也是以局部环路电流的方式传导的话，那么这个局部环路电流肯定不是连续的。肯定是首先使郎飞氏结发生兴奋，然后按着结的先后顺序采取"跳跃"的方式传导的。后来科学家们取得的大量事实证明，有髓神经纤维传导电脉冲，确实是在郎飞氏结上一节一节地兴奋的，电脉冲的传导就像青蛙跳跃式地前进一样！

我们都知道，青蛙跳跃前进的速度要比其爬行快很多倍。有髓神经纤维也正是多了一层绝缘的髓鞘，使得它传导电脉冲的功能踏上了"信息高速公路"。同样直径的无髓神经纤维与它相比，简直就成了"蜗牛"在爬行前进。有髓神经纤维的出现使神经纤维传导信息的速度极大地提高了，使得机体对刺激做出反应更加地迅速、灵敏了。

● **永不衰减的高保真信息使者**

经过大量的研究，科学家们终于发现了神经纤维传导电脉冲的主要规律。如果我们把一根神经纤维剪断，或者把神经纤维中途的某个部位使用麻醉药物麻醉，电脉冲就不能从这个部位传导过去了。这说明神经纤维传导电脉冲要求结构和生理机能上必须完整。医生在给患者的下肢做手术时，为不使患者感到疼痛，常常麻醉管理下肢的坐骨神经，就是利用的这个传导特点。

如果在神经纤维的中间受到刺激时，产生的电脉冲是可以向两个方向传导的，就类似导火索中间被点燃后可以向两个方向燃烧一样，这叫作双向传导。

我们机体内的任何一条，哪怕是很细的神经干，都是由成千上万根神经纤维集成的纤维束。这些神经纤维有的专门负责向神经中枢传送机体的感觉信息，有的专门负责将神经中枢的活动信息发出来，管理传出运动。尽管这些神经纤维彼此靠拢得很近，但是当其中任何一根神经纤维传导电脉冲时，其电脉冲也不会扩散到周围邻近神经纤维上。这就是说，神经纤维上的电脉冲在传导时不会发生信息"串线"或"短路"现象。就像电缆线中的电话线一样，它们各自独立传导信息、互不干扰。这一点对于保证神经传导信息高度准确是非常有益的，也是极其必要的。

不管电脉冲在同一根神经纤维上传导距离有多么远，它们的电脉冲幅值高度永远不会减小，传导速度也不会减慢，这个特点使得它们的信息传导高效率、高保真。这就像一个发光体发出的光，总是按照30万千米／秒的速度传播，绝不会因为传播的距离远了，光速就减慢了。

别看神经纤维传导电脉冲速度快，频率最高可达到每秒钟数百次，但是它们传导电脉冲消耗能量极少，使它们传导信息不容易因能量消耗产生疲劳。有的科学家曾经在青蛙的神经纤维上以每秒钟100次的频率连续刺激了12个小时，在累计产生并传导电脉冲40万次以后，还照传不误！由此可见，神经纤维传导电脉冲具有高效性和低耗性。这对于脑这个CPU持久地处理信息是极为必要的。

● 神经信息的处理器——突触

从前面我们已经知道了神经纤维上电脉冲信息传导的有关问题。那么，当电脉冲传导到神经末梢以后，它又是如何跨过细胞，传给另一个神经细胞的呢？

一个神经元要把它的信息传给另一个神经元，两个神经元就必须密切接触。通常我们把两个神经元之间密切接触，并能够传递信息的这个特殊部位叫作突触。要想搞清楚神经细胞之间信息的接力传递，必须首先要了解神经突触的微细结构。

在电子显微镜下，科学家们发现，在突触这个部位，两个神经细胞之间并没有直接的细胞联系和接触，实际上它们是"亲密有间"，还相隔着20～30纳米(1纳米=10^{-9}米)的距离，科学家们把这个间隙叫作突触间隙。突触前方神经元的神经末梢细胞膜叫作突触前膜，突触后方神经元的细胞膜叫作突触后膜。在突触前膜内，存在着成千上万个直径大约为30纳米的突触小泡，每个突触小泡内都包含着上万个能够传递信息的特殊化学分子，科学家们称之为神经递质。在突触后膜上，存在着一种特殊的专门能够与神经递质结合的蛋白质，科学家们称之为受体。所以，典型的突触是由突触前膜、突触间隙和突触后膜三部分构成的。

突触间隙是神经电脉冲不能直接跨越的屏障，就是说前一个神经元的电脉冲不能直接跨过突触间隙传给下一个神经元。前一个神经元把电脉冲信息传递给下一个神经元，就如同信息的接力一样，要在突触这个地方进行信息的"递棒"过程。目前，这个过程已经被科学家们彻底搞清楚了。

科学家们发现，当前一个神经元轴突上的电脉冲传导到轴突的末梢时，就有钙离子从细胞外液流入到轴突末梢内部。轴突末梢内钙离子浓度的升高，就促进了突触小泡开始向突触前膜方向运动，使得突触小泡的膜与突触前膜接触，然后两层膜"合二为一"融合成一层。最后再从融合点产生一个破裂口，

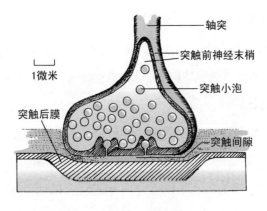

"亲密有间"的突触结构

这样，小泡内大量的化学神经递质就被释放到突触间隙中。神经递质很快就扩散到突触后膜上，同突触后膜上的相应受体蛋白质结合。神经递质与受体结合以后，就像是钥匙开锁一样，立刻打开了突触后膜上的离子通道，使不同的带电离子发生穿越突触后膜的快速流动。突触后膜上一经产生电荷的流动，就必然使突触后膜上产生突触后电位。至此，前一个神经元传来的信息就通过神经递质的"递棒"作用，传给了下一个神经元，两个神经元之间的信息"递棒"过程至此全部完成。

概括起来，突触传递信息的过程实质上是一个"电—化—电"的过程。当神经递质完成了它的传信使命以后，在不到几毫秒的时间内就被突触间隙内的复杂的机制清除干净了，这样有利于突触下一次传递信息。

由上可见，如果说电脉冲是神经纤维上信息传导的载体的话，那么，化学分子神经递质就是突触间隙传递信息的载体。我们常说神经元能够对信息进行处理分析，实际上就是由突触来完成的。一个突触就是一个信息处理器，就是一个小小的CPU。

神经中枢在进行活动时，有时候引起机体的兴奋活动，有时候引起机体的抑制活动。譬如，我们弯曲肘关节的活动就是如此，它首先使神经中枢支配屈肌的神经元兴奋，使肘关节的屈肌收缩；与此同时，神经中枢支配伸肌的神经元抑制，使肘关节的伸肌舒张松弛，这样才会使我们的曲肘活动得以顺利完成。

前一个神经元兴奋，通过突触的传递活动把信息传递给下一个神经元。那为什么有的使下一个神经元的活动增强(兴奋)，有的使下一个神经元的活动减弱(抑制)呢？这就是突触CPU处理信息的结果。

神经递质可以分为两种：兴奋性神经递质和抑制性神经递质。如果前一个神经元是释放兴奋性递质的神经元，那么通过突触化学递质的传递就会使下一个神经元兴奋；如果前一个神经元是释放抑制性递质的神经元，那么通过突触化学递质的传递就会抑制下一个神经元。

譬如将一瓶液体倒到一团火上，它到底是使火熄灭呢，还是使火燃烧得更加旺盛呢？那关键就要看倒出来的液体是水还是汽油了。同样，前一个神经元活动是使下一个神经元兴奋还是抑制，关键要看神经元释放的到底是哪一种类型的神经递质。

但有时候，同一种神经递质，有时引起下一个神经元兴奋，有时则引起下一个神经元抑制。这时候，起决定性作用的就不是神经递质，而是突触后膜上递质的受体了。

如果说我们把神经递质比作钥匙的话，那与递质结合的受体就像是钥匙要打开的锁。一把钥匙只能开一把锁，不是所有的锁都能用同一把钥匙打开的。

一种递质只要与突触后膜上的受体结合，就必然要打开突触后膜上的离子通道。如果离子跨膜流动使得突触后膜上原来静息时外正内负的电位差别减小(兴奋性突触后电位)到一定水平时，下一个神经细胞膜上就必然会产生一个电脉冲。如果离子跨膜流动使得突触后膜上原来外正内负的电位差别反而增大(抑制性突触后电位)，突触后膜的兴奋能力就下降了，于是就产生抑制。

由此可见，兴奋性突触后电位与抑制性突触后电位是极性完全相反的两种电位活动，所以在突触后膜产生的生理作用也是完全相反的。

● 突触的"加减法运算"功能

有时候前一个神经元在很短的时间内先后传来一连串的电脉冲信息，突触如何处理它们呢？突触是很有办法的，突触的CPU会进行"加法运算"！

我们以兴奋性突触来说明这个问题。一般来说，如果前一个神经元只传来了一个电脉冲，那么突触前膜就向突触间隙释放一批神经递质。由于释放神经递质的数量比较少，突触后膜产生的兴奋性突触后电位也就比较小，这样就达不到使下一个神经元产生电脉冲的程度。这个较小的兴奋性突触后电位经过数十毫秒以后，就自我消失了。所以前一个神经元每传来一个电脉冲，并不一定使下一个神经元必然也产生一个电脉冲发生兴奋。但是当一连串的电脉冲信号传到突触时，先后释放的多批神经递质所形成的兴奋性突触后电位，就会先后"相加"起来不断增大。当它增大到一定程度时，后一个神经元就要产生电脉冲发生兴奋了。

同样道理，如果是一个抑制性突触，前一神经元先后释放的多批抑制性递质作用到突触后膜上，它们也会使突触后膜上先后形成的抑制性突触后电位"相加"起来，产生更大的抑制性突触后电位。这就对下一个神经元的抑制程度不断加深了。

所以我们说，神经元的突触会进行"加法运算"。如此进行加法运算是突触CPU处理信息的基本方法之一。

我们已经知道，在中枢神经系统内部神经元之间形成了极其复杂的突起网络，每一个神经元上都有成千上万的其他神经元的突起与其形成突触联系。这些突触既有兴奋性的，也有抑制性的。如果多个兴奋性的突触和多个抑制性的突触同时传来信号，作用到同一个神经元上，这个神经元又怎么对同时传来的这些相反的信号进行处理呢？这时候，突触CPU就开始使用它的"加减混合运算"功能了！

譬如说，同时传来了一个兴奋性的信号和一个抑制性的信号，这时候这两个相反的信号在同一个神经元上就要分别产生一个兴奋性的突触后电位和一个抑制性的突触后电位。由于这两个突触后电位的电位极性是完全相反的，因此会互相"正负抵消"，这样就使下一个神经元既不发生兴奋，也不产生抑制。正像有一辆小车，一个人用力往前推，一个人用力往后推，两个人的推动方向完全相反。如果两个人的力量一样大，力量互相抵消以后，这辆小车就既不向前行，也不往后退了。

再进一步说，如果在同一个神经元上，同时传来多个兴奋信号和多个抑制信号。那么，在这个神经细胞膜上，所有兴奋信号产生的兴奋性突触后电位进行"相加"，所有抑制信号产生的抑制性突触后电位也进行"相加"，然后再把这两种电位极性相反的突触后电位进行正负"抵消"。如果"抵消"的结果是兴奋性突触后电位占了优势，那么这个神经元就发生兴奋；优势越大，其兴奋程度也就越强。如果"抵消"的结果是抑制性突触后电位占了优势，那么这个神经元就发生抑制；优势越大，其抑制程度也就越深。

所以我们说，神经细胞膜也会进行多个数字的"加减混合运算"。进行加减法运算是突触CPU处理信息的又一基本方法。

神经元突触进行信息处理的方法，貌似复杂奥妙，其实基本方法很简单，只不过是对不同的电信号作"加法"、"减法"或"加减法混合运算"。这样一个运算过程突触一瞬间就可完成，其速度绝对是"奔腾"级的。但是考虑到中枢神经系统内部数以亿计的神经元数量、天文数字的神经突触数目，再加上不同的中枢空间、同一中枢不同时间的信息活动，大脑这个大CPU处理信息实在是太繁忙了，绝对不能说它是"日理万机"，而应该说它是"秒理亿机"了！

人类大脑对信息的处理，是现代最高级的计算机也望尘莫及的。所以，电子计算机再复杂，也是靠人的大脑设计出来的，靠人的大脑来操作控制的。电子计算机永远也不能设计并制造出人的大脑来，它永远是人脑的"奴隶"或"工具"，充其量是模仿人脑的"小徒弟"。

● **"美洲箭毒"的秘密**

过去，南美洲人在捕兽打猎时经常在箭头上蘸上一些特殊植物的汁液，猛兽一旦中箭，则肌肉松软无力、瘫痪倒地，马上就擒。后来人们知道这种植物汁液中含有一种叫作美洲箭毒的特殊化学物质。美洲箭毒专门与骨骼肌细胞膜上的乙酰胆碱受体结合，使躯体运动神经末梢兴奋时释放出来的化学递质——乙酰胆碱不能与骨骼肌结合发挥刺激作用，所以使肌肉麻痹不能兴奋收缩。这是化学物质影响突触传递的一个典型的例子。

后来，科学家们研究出许多的化学药物，有的可以加强突触的信息传递过程，有的可以阻断突触的信息传递过程，人们吃的许多药物实际上就是根据这个道理研制出来的。

正是由于神经元之间是通过化学递质来传递信息的，所以神经突触传递信息具有完全不同于神经纤维上传导电脉冲的特点。

突触传递信息只能由前一个神经元传向后一个神经元，因为突触后膜中没有神经递质，不可能反方向释放递质作用于突触前膜，所以只能是单方向传递。这样才使得感觉信息传入神经中枢以后，只能由运动传出神经再把信息发出来。这一特点

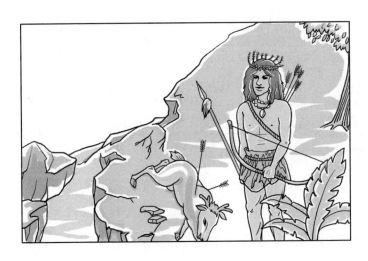

南美土著人的箭可不是好玩的

保证了神经元传递信息的有序性和准确性。

信息从突触前膜经过突触间隙到达下一个神经元，至少要花费1毫秒的传递时间。这个速度表面看来是很快的，但是我们只要计算一下就知道它是很缓慢的了。信息在1毫秒的时间内向前传了20纳米，只相当于0.02米/秒，这比神经纤维上传导电脉冲每秒钟上百米慢数千倍！也就是说信息在经过突触时，传播速度缓慢、耗费时间较多，这是突触传递信息的另一大特点。

突触传播速度缓慢主要是由于突触以神经化学递质作为信息的接力棒进行传递，需要"电—化—电"的几次转换过程，毕竟不像神经纤维以电脉冲传导信息那样简单。当然，越是复杂的机体反射活动，处理信息时经过的突触数量就越多，耗费的时间也就越长。譬如我们对一个十分简单的问题，几乎可以不假思索地张口说出答案，对于复杂的问题就需要经过更多的突触进行信息处理，所以必须要"好好想一想"，花费比较长的时间才能做出回答。

正如前面我们已经谈过的，突触能够对传来的多个信息进行综合，这叫作总和现象。突触不仅可以对同一神经纤维上先后传来的信息进行总和，还可以对从不同神经纤维同时传来的信息进行总和。总和的过程实际上就是对信息的分析与综合的过程。

突触传递信息很容易产生疲劳，很容易受到环境因素的影响。神经中枢和突触传递信息消耗能量大，是最容易发生信息传递疲劳的部位。由于化学传递的复杂性，更使得影响突触传递的因素增多。

五、发达的"脑王国"通讯

我们身体的任何一个器官，都有神经系统的支配管理，神经纤维的"触角"遍布我们身体的各个角落，使得我们"脑王国"的通讯四通八达。本来各自独立的器官，依靠神经系统发达的通讯网络联系，使我们的身体不再是毫无任何联系的器官堆积体，而形成了一个统一的有机整体。从这个角度上说，神经系统就是控制身体各器官的"总管家"。

我们的身体中还存在着许多能够感受外界环境刺激信息的感受装置，如眼、耳、鼻、舌、身等。这些感受装置时时刻刻都在把外界环境中的各种变化刺激接受过来，通过神经系统发达的通讯网络传到中枢神经系统。再通过中枢神经系统对这些信息的分析综合，发出活动信息，调整我们的身体做出反应活动，从而使我们身体的机能活动能够适应环境的变化，与环境取得统一。从这个角度上说，神经系统又是我们的身体对外联络的"外交部长"。

神经系统对内管理、对外联络的功能，有的是靠脑直接进行的，有的是通过脊髓进行的。但是，脊髓的活动在任何情况下，也都要接受高级的脑中枢控制。所以，脑是我们身体名副其实的"最高司令部"。下面，我们将带你走进那神奇的"脑通讯王国"。

● 四通八达的信息高速公路

　　总体来说，我们的脑是直接通过12对脑神经和间接通过31对脊神经实现对身体内外联络的。这就是说，通往神经中枢的信息高速公路总共有43对(86条)。相对于我们小小的人体来说，如此发达的通讯网络恐怕要算得上世界之最了。那就让我们首先从12对脑神经说起吧。

　　由大脑半球中发出第I对脑神经，叫作嗅神经。它的纤维通向鼻腔黏膜，管理嗅觉活动。

　　从间脑中发出第Ⅱ对脑神经，它的纤维通向两眼的视网膜，可以把眼睛看到的光信息传到大脑皮质的视觉中枢，产生视觉，因此叫作视神经。在每一侧视神经中，就有100多万根的神经纤维。

　　眼睛是人体最重要的感觉器官，黑油油、亮晶晶，不仅可以看东西，而且可以传神，沟通人际之间的思想感情，是人们心灵的窗户。直接管理每一只眼的感觉和运动的脑神经就多达6条。如此精细灵巧的活动有赖于脑神经对它们的精密控制。在12对脑神经中，直接控制眼球运动的神经有3对，即有控制眼睑活动的第Ⅲ对脑神经——动眼神经(由中脑发出)，有专门控制眼球向外下方转动的第Ⅳ对脑神经——滑车神经(由中脑发出)，还有从脑桥发出的、专门使眼球转向外侧的第Ⅵ对脑神经——外展神经。看了脑神经对眼球的支配管理，你会对中枢神经控制身体活动的精密细致程度可见一斑了。

由脑桥发山的第Ⅴ对脑神经，因为从脑中枢发山来以后，它又分了三个叉头，分别通向我们整个面部，管理皮肤感觉，所以叫作三叉神经。另外，我们吃东西时咀嚼肌的收缩活动也是由三叉神经来管理的。

许多动物都有皮肌，使得它们的皮肤可以自由地抖动。人的皮肌大多退化了，只有在面部保留着一小部分，这就是我们的表情肌。人的表情肌是为了专门传达人内心喜怒哀乐感情的骨骼肌。第Ⅶ对脑神经就是从脑桥发出来，通向面部表情肌的，因此这对脑神经叫作面神经。面神经同时还兼管人口腔唾液和眼泪腺的分泌活动以及舌头前部2/3的味觉。

第Ⅷ对脑神经是专门通向内耳的，既主管内耳的听觉活动，也管理身体的位置平衡感觉，因此叫作位听神经。有的人晕车、晕船，究其原因就是内耳的平衡器官或通向它的神经发生异常，对车船的颠簸刺激过于敏感、机体反应过于强烈所致。

第Ⅸ对脑神经叫作舌咽神经，是由延髓发出来的，它主要通向我们的舌咽部，管理这里的感觉和运动，管理腮腺的分泌活动。

第Ⅹ对脑神经是从延髓发出来的最粗大的神经，它主要管理我们身体胸、腹腔中的许多内脏器官活动。所以，它发出的神经主干从我们的颈部一直向下行走，沿途逐渐分支，越分越细，遍布我们的心脏、气管和支气管、消化器官胃肠道、肾脏等广大部位。由于它的分支太纤细了，使得人们最初根本就搞不清楚它到底都分布到哪里去了。因此人们给它取了一个很有趣的名称，叫它迷走神经，意思是说它最后走失了、迷失方向了。这是由于过去的研究手段主要依靠眼睛直接观察，对极为纤细的神经纤维看不见所致。其实，迷走神经自己并没有走失，从来也没有走失过。

从延髓发出的第XI对脑神经叫作副神经。它主要通向我们的颈部和肩上部，管理我们的头颈部转向活动和提肩活动。

最后一对是第XII对脑神经，也是从延髓发出来的，叫作舌下神经。通向舌头并管理舌的自由活动，参与咀嚼和发音。

由上可见，脑神经主要通向我们身体的头、面、颈部，也有一部分延伸到达胸腔和腹腔的内脏器官中。可以说它们也很懂得就近支配管理，这样，一方面使中枢神经管理我们的身体有序而不乱，另一方面使中枢神经对各器官的管理更直接有效。

脑的延髓下端与脊髓的上端相连续，也可以看作是脊髓向脑的延续，这就是延髓名字的来历。脊髓分为31节，每一节都从脊柱的椎间孔左右各发出一对脊神经，所以脊神经也有31对。其中颈神经8对，胸神经12对，腰神经5对，骶神经5对，尾神经1对。

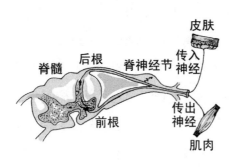

脊髓与脊神经

脊神经就像是由脊髓中枢发出的信息高速公路，通往躯干、四肢和内脏器官，管理它们的感觉和运动。

脊神经从椎间孔发出以后，邻近几个节段的脊神经纤维常常混合在一起编织成神经丛。脑神经和脊神经作为信息的高速公路，将脑中枢与全身各个角落相沟通，实现了它对整个身体的支配控制。

每一对脊神经都是由从脊髓前侧发出的前根和进入脊髓后侧的后根在椎间孔处相会合成一束的。脊神经中既有感觉传入纤维，又有运动传出纤维，人们称它们混合性神经。

后根是专门传入脊髓的感觉纤维，前根是专门传出脊髓的运动纤维，这就像高速公路上的上下道，使它们在传递信息时各行其道。科学家们在发现前根和后根分别传送运动和感觉信息这个问题上，还有一段有趣的争执呢，你不妨听一听。

法国著名的生理学家马根迪在狗身上研究发现，如果将狗一侧腰骶部的脊神经后根切断以后，狗的同侧下肢虽然还能够运动，但是感觉就完全丧失了。如果将腰骶部一侧的前、后根全部切断，就会使同侧下肢的感觉和运动全部丧失。马根迪认为，脊神经前、后根的功能似乎是不同的，后根似乎管理感觉功能，前根似乎与运动功能有关。1822年6月，马根迪将他的研究结果写成了一篇著名的论文《关于脊神经根研究的实验》，并公开发表。

文章的发表立即引起了争论。英国的学者约翰·肖宣称，早在13年前他的老师查理·贝尔就获得了这个结果，并有文字记载，只是没有公开发表出来。在贝尔的记载中提到，当切断脊神经的后根时，动物背部的肌肉并不出现抽动；但是如果用刀尖触动脊神经的前根，动物背部的肌肉可立即出现抽动。应该说，贝尔的工作很接近发现脊神经前、后根的功能了。

这样，法国的科学家们坚持马根迪是脊神经前、后根机能的第一发现者，而英国的科学家们则认为贝尔是脊神经前、后根机能的第一发现者。双方争执了多年，互不相让，为发现脊神经前、后根机能的优先权而争吵不休。

历史总是公平的，对任何人迟早都会给予一个公正的结论的。马根迪发现脊神经的后根具有感觉功能是个不争的事实。而在马根迪之前，贝尔首先发现刺激脊神经的前根引起肌肉抽缩运动，这也是实际情况。尽管双方的支持者们各持己见，终未取得统一的意见，但是在争论了100多年以后，科学家们对这个问题的看法毕竟客观冷静多了。在近代，人们倾向于这个重大的发现者是贝尔和马根迪两个人，把这一发现称作"贝尔—马根迪法则"。这虽然是一种折中的结论，但这是在承认事实的基础上，对他们两个人各自贡献的共同承认，对他们研究成果的不偏不倚的公正肯定。

● 脑的照相机

从地球诞生的那天起，地球就沐浴在太阳光的环境中，当然，从地球上进化出各种各样的生物以后，更是把地球打扮得缤纷绚丽、五光十色。动物在生存过程中，光照对它始终是十分重要的。动物摄取食物，需要有光照才能看得更加清楚。如果动物不能感受到外界的光信息，当然就不能检测到生活环境的危险，很容易被它的天敌所消灭。喜欢群居的高等哺乳动物如果不能感受到光照的信息，显然在与其同类伙伴的各方面交流时也要受到极大的限制。因此，准确及时地获取光的信息对于动物的生存是非常重要的。

为适应光照环境并获取光照的信息，原始动物进化出感光细胞。当动物发展出复杂的神经系统中枢——脑以后，脑的神经元就与感光细胞紧密联系，使得脑能够获取外界的光照世界。专门负责感受光照刺激信息的感官——眼睛，主要就是由感光细胞和脑派出的神经细胞共同组成的。感光细胞负责将外界的光照信息首先接收过来，眼内的神经细胞负责将接收的光照信息初步进行综合分析，并传向大脑皮质视觉中枢，在这里形成清晰的光照感觉。

有的科学家认为，眼睛实际上就是脑的一部分，只是为了更加方便直接地感受外界光线刺激，才从我们的头颅里迁移到了外面。由此可见，眼睛可称的上是大脑的照相机。

科学家们发现，人的大脑所获取的外界信息，有90%以上都是通过眼这个照相机获取并输入到脑的，所以眼是人体最重要的感觉器官。

当然，为了把外界物体的细节看得更加清楚，首先要对进入眼睛的外界光线进行一定的处理，形成清晰的图像。良好的镜头、精密的聚焦设备、调节控制光量度的光圈等，是一架高质量的照相机必不可

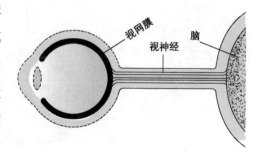

眼睛实际上就是脑的一部分

少的组成部分。实际上，当前最先进的照相机也是根据仿生学原理模仿我们的眼睛制造出来的。

人的眼球壁分为三层，最外层大部分是由致密的组织形成的比较坚硬的巩膜，就像照相机的外壳，它对于眼球内部的各种构造起到很好的保护作用。每一只眼球的外壁上都附着6条肌肉，分别由3对脑神经控制它们的收缩，使眼睛活动灵活自如、传神达情。外层的前1／6称为角膜，像是照相机最前面的镜头，向前凸出而且透明，外界的光线就是首先从这里进入眼球内部的。

眼球壁的中层是脉络膜，内含许多黑色的色素物质，使眼球形成一个球形的"黑箱"，这层膜既可阻挡进入眼内的光线穿出眼球壁，也可吸收进入眼内的光线，防止四处反射。眼球壁前方的中膜是由平滑肌构成的，最前方形成可以收缩舒张的圆孔，叫作瞳孔，作用与照相机的光圈是一样的，可以控制进入眼内部光线的多少。瞳孔后面有一圈增厚的平滑肌，叫作睫状体，睫状体通过许多的纤维小带与晶状体相连。晶状体富于弹性，是一个中心向前后双面凸出

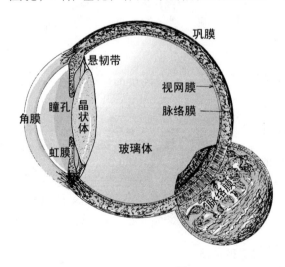

眼睛就像是一架照相机

的透镜，当睫状体收缩或者舒张时，睫状小带可以松弛或紧张，从而使晶状体的凸度发生改变，以调节眼睛的聚焦成像。晶状体相当于照相机的聚焦设备。

　　眼球壁的内层结构最为复杂，由多层的细胞构成，叫作视网膜。最外层紧靠脉络膜的是一层色素上皮细胞，眼的感光细胞就紧贴着色素上皮细胞。与感光细胞直接形成联系的神经细胞叫作双极细胞，双极细胞的另一极与神经节细胞相联系。视网膜上的神经节细胞比较少，只有感光细胞总数的1％，神经节细胞的轴突集中到一起穿出眼球壁形成视神经，一侧视神经中有100多万根神经纤维，它们是负责将眼感受的光信息传向脑中枢的"光导纤维"。

　　外界物体发出的光线，从角膜进入眼球内部，要经瞳孔穿过房水，再经过晶状体进入玻璃体，最后才能到达视网膜上的感光细胞上。光线在经过这一系列不同的透光物质时其前进的方向要发生改变，形成折射，其

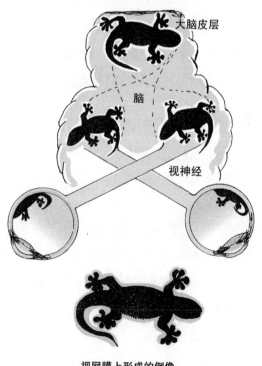

视网膜上形成的倒像

中晶状体产生的折射角度最大。外界物体发出的光线最后聚焦在视网膜上，形成一个清晰的、倒立的物像。据测定，我们眼前5米远的一个高30厘米的物体，在视网膜上形成的物像大约高1毫米。物像的每一个"像点"分别被感光细胞所接收，最后产生神经冲动经视神经纤维传入脑中枢，在大脑皮质的枕叶形成视觉。

在视网膜上形成的物像既然是倒立的，那为什么我们却感到物体是正立的呢？这就要归功于神奇大脑的校正功能了。科学家们为此做过这样的有趣实验，让受试者戴上一种特殊的眼镜，使视网膜上形成的物像正立过来。这样一开始受试者反而感到整个世界是上下颠倒的。不过当连续戴上这样的眼镜4天以后，大脑又感到世界是正立的了，一切都如同以前一样。这时候如果突然再把配戴的特殊眼镜取下来，受试者又感到世界上下颠倒了。不过这也是暂时性的，几天以后，神奇的大脑又会把颠倒了的世界再次颠倒过来。

● 视网膜照相的奥秘

眼睛之所以能够将外界的物体分辨清楚，其基本前提就是眼的折光系统首先要把物体发出的光线清晰地聚焦成像在视网膜上。这正如我们在照相时如果不对好焦距，照出来的底片就会模糊"发虚"，在显微镜下观察物体时不调好焦距看物体就模糊不清。

外界远处物体发出的光线几乎是平行的，在正常情况下，这些平行光线在眼的折光系统的自然折射下，无需做任何的调节活动，正好就能清晰地成像在视网膜上。但是，当我们在看6米以内的近物时，根据光镜透射成像的原理，所成的物像一定要向后退。所以，我们在看近物时，如果眼不做任何的调节活动，物像就要落到视网膜的后方去了。这就是说在光线到达视网膜时，还是一个没有聚焦好的"虚像"，这样就使我们看到的物体不清晰了。

事实上我们正常人在看眼前6米以内甚至10多厘米的近物同样是清晰的，这是由于脑的中枢发出调节眼活动的信息，使眼发生了一系列活动变化的结果。看近物时眼都发生了哪些调节活动呢？

第一，眼内的睫状体肌肉收缩，使得睫状小带放松，这样晶状体受睫状小带牵拉的力量减小，晶状体依靠本身的弹性，使前缘向前凸出。这样就使得晶状体增加了对光线的折射能力，因此调节后的物像就从原来视网膜的后方前移到视网膜上了，所以也能够看清近物。老年人的晶状体的弹性降低，在看近物时晶状体前凸的能力减弱，使物像前移的能力减弱，所以对于眼前的近物就看不清楚了。可以说，睫状体收缩、晶状体前凸的过程，就类似照相时调节照相机聚焦镜头的过程。

第二，看近物时眼的瞳孔缩小。原来光线从小的瞳孔进入视网膜，形成的物像更加清晰，同时也有利于使看到的物体更加具有深度感。你不妨做如下实验，用针在纸片上扎一个小孔，透过纸片上的小孔再看眼前方的物体，你会明显地感到清晰多了。瞳孔的调节过程，与照相机调节光圈的过程是一样的。

第三，正常人两只眼的瞳孔相距约7厘米，当我们看远处物体的某一点时，这一点发出进入两眼的光线几乎是平行的，形成的夹角比较小。当这个物体向眼逐渐靠近时，为了保证两只眼睛同时"盯住"这个点，两侧眼球壁上鼻侧的眼外肌肉必须要同时收缩，两眼的视轴发生会聚，使得这个点发出进入两眼的光线夹角要逐渐增大。这样有利于使物像落在两只眼视网膜的相对称位置上，这样每只眼分别将自己形成的物像通过视神经传到大脑视觉中枢，综合形成"一个"物像。否则会使人感到是两个物像(或者看到的物体有重影)，这叫作复视。不信，你用手指轻轻地施加外力推动一侧眼球，迫使物像不能落在两眼视网膜对称位置上，这时，复视现象就发生了。

总之，看近物时眼同时发生的这三方面调节活动，尽管各有各的益处，最终的目的都是为了使眼睛看物体更加清楚。

视网膜就如同照相机上的底胶片，它能够对物像的光刺激信息产生光化学反应。这是由视网膜上的感光细胞来完成的。在感光细胞上，存在着对光照非常敏感的化学物质——感光色素。

当感光色素被光照分解以后，可影响到感光细胞膜上离子通道的通透性，使细胞产生电活动而兴奋，当兴奋传到神经节细胞时，神经节细胞产生神经冲动。当视网膜上物像的不同"像点"分别由不同的感光细胞感知，并由不同的视神经纤维传导到大脑皮质的视觉中枢以后，就使人产生看到物体的感觉。

视网膜上存在视锥和视杆两种不同的感光细胞。视锥细胞和视杆细胞在感光上具有不同的机能。视锥细胞感受强光和色光，在明亮的条件下兴奋，使人产生明视觉和色觉。视杆细胞感受弱光，主要在昏暗光照条件下看东西，使人产生暗视觉，只分辨物体大致的黑白明暗轮廓。某些夜间活动的动物，如猫头鹰等，它们的视网膜上只有视杆细胞，所以它们的眼睛是纯粹的"黑白眼"，五彩缤纷的大千世界在它们的眼中变得太单调了，就如同我们从黑白电视机上看红花和绿草一样。我们人的视网膜上两种感光细胞都存在，这就优越多了，既能在昏暗条件下分辨物体的大致轮廓，又能在明亮条件下看清物体，感受姹紫嫣红的色彩世界，是真正的"彩色眼"。

那么，视锥细胞是如何感受各种各样颜色的呢？

光线就是一种电磁波，具有一定的波长。人眼可以感知的波长范围在380～760纳米。对于不同波长的光波，眼睛这架照相机可以以不同的方式拍照下来，大脑皮质视觉中枢对来自不同视锥细胞的神经冲动感到是不同的颜色。

原来，视锥细胞中的感光色素是视紫红质，这种感光色素又分为感红色素、感绿色素和感蓝色素三种。不同的视锥细胞内具有不同的感光色素，所以视锥细胞也可分为感红、感绿、感蓝三种。哪种色光照射就使哪种视锥细胞兴奋，兴奋

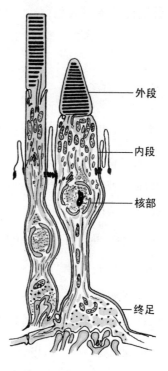

外段

内段

核部

终足

视杆细胞（左）和视锥细胞（右）

传到大脑皮质以后就使人感到是哪种颜色。如果光照的结果使这三种感光细胞兴奋的程度相同，兴奋传入视觉中枢以后，大脑综合的结果就让人感到是白色。如果光照的结果分别使这三种感光细胞各自以不同的程度兴奋，兴奋传到大脑以后就让人感到是各种各样的其他颜色。生理学家们把红、绿、蓝称为视觉的"三原色"。我们的视锥细胞就像绘画时的红、绿、蓝这三种颜色一样，只靠这三种颜色，就可以奇妙地调配出各种各样的其他颜色来。

当然，在人群中也有少数人，他们的视网膜中天生缺乏某一种颜色的视锥细胞，所以他们就分辨不出那种颜色，医学上称这样的患者为色盲。

● 脑的监听器

据科学家们研究，在人的视觉器官、平衡器官和听觉器官这三种最为重要的感官中，听觉器官形成得最晚。因为当地球上开始出现生命的时候，可以说是一片死一般的沉寂，那时候仅有的声音就是雷电的炸裂声、狂风的呼啸声和大海的怒吼声。低等的动物对于这些声音是不感兴趣的。当动物进化到比较高级阶段，学会了走动奔跑、互相吞食以后，它们才开始对地球上的声音产生接收和鉴别的需要。出于本能和动物之间联系的需要，动物们也开始发出声音，并发展了它们的听觉器官——耳。

　　听觉的形成最终是在大脑中完成的。耳，成了脑获取外界声音信息的监听器。人耳在结构复杂性方面，仅次于视觉器官，致使耳这部监听器具有高度的灵敏性。

　　声音，是物体振动引起空气产生的一种疏密振动波。人耳可以听到的声波振动范围在16～20 000赫兹。低于16赫兹的振动波叫作次声波，我们就听不到了，只能使人产生振动感。高于20 000赫兹的振动波叫作超声波，因为声波振动频率过快，耳就跟不上超声波的快速压力波动，于是就停止了向大脑提供声音监听的情报，所以我们就以为完全没有声音了。但是有许多的动物能够感受到超声波。人耳虽然不能听到蝙蝠捕食时发出的声音，也不能听到鱼儿的窃窃私语，但这并不说明人耳这部监听器设计得不好，因为这些声音对于我们实在是毫无任何意义的，听不到这些非常高频的声音也没有任何的害处。我们有20 000赫兹的音频感受范围就足以讲述各种各样的语言，充分地交流思想感情了。

　　人和高等动物都长有两只耳，这不仅为了体形对称好看，更主要的是有利于他们辨别声音的来源方向。大家都知道，声音在空气中的传播速度为340米/秒。在绝大多数情况下，由于发声的物体距离我们的两耳不一样远，所以声音也就不可能在同一时刻进入两耳，只要是声音进入两耳的时间相差1/22毫秒，我们就能准确地辨别出声音是来自哪个方向。可见，人耳这部监听器辨别声音方向的能力是高超无比的！

　　当然，辨别声音方向最终是依靠奇特的大脑两个半球来完成的。但作为大脑获取声音信息的监听器，耳如此精密的工作能力实在是难以想象的。

● 对声音高保真放大

感受声波的感受细胞是坐落在耳蜗基底膜上的毛细胞。外界的声波振动信号要传到毛细胞上，必须经过九曲弯转。其传入的路线是：外耳道—鼓膜—听骨链—卵圆窗—内耳淋巴液—毛细胞。

声波的刺激比较特殊。一个发声的声源发起振动，若振动比较稀疏的空气是较容易的；若让使空气振动的能量使固体物质振动起来，就困难多了。因为空气振动的能量到达固体物质以后，绝大部分能量都要被固体物质反射回来，真正能够穿入固体内部的能量只有千分之一。这样，外界空气振动的声音强度尽管很大，经过耳结构的巨大反射作用，再经过声波传入内耳九曲弯转的摩擦消耗，真正到达内耳毛细胞的声波刺激能量就几乎没有多少了。这样，即使是我们内耳的毛细胞感受声波的敏感性再高，若想使人听清声音也是非常困难的。

令人惊喜的是，人耳这部脑监听器的结构设计得实在是太精巧了。它以极大的可能性，尽可能地增加声波传入内耳的能量，减少声波在传入内耳时的必然消耗。这样才使得我们的耳对声音刺激的感受达到高度惊人的灵敏程度。

首先，耳廓的外形呈一个喇叭形状，向内收敛的喇叭口通向外耳道，使耳廓大面积接收来的声音最后集中输送进入外耳道。所以，耳廓具有集音的作用。

人的外耳道稍微弯曲，长约2.7厘米，其尽头是鼓膜。从物理学角度上说，一个一端封闭的管道，可以对比它长4倍的声波起到最好的共振作用，即对这个波长的声音起到最大的放大作用。也就是说，我们的外耳道对于波长10厘米左右(即频率为3000赫左右)的声波特殊关爱，使音强最大限度地放大。要知道，3000赫左右的音频也正是我们人类说话、唱歌使用最多的音频范围。所以人耳的构造首先最适合与人之间进行语言、歌唱等思想交流。

鼓膜是一个面积50～90毫米^2、厚度仅为0.1毫米的漏斗形薄膜。它的最大特点是极容易发生振动，而不发生任何的余振。空气振动，它立即随之振动，空气振动停止，它也立即停止振动。如实振动、高度保真，是向内耳真实传递声音的可靠前提。

中耳负责传音的主要是由三块听小骨巧妙联系形成的听骨链。总体可使声音强度增加22倍。巨大的放大作用有效地抵消了耳对声波能量的反射，对于提高耳对声音的感受灵敏度是非常重要的。

内耳是一条骨性的管道，内部还套着一条叫蜗管的膜性管道。骨性管道内充满着外淋巴液，膜性管道内充满着内淋巴液。这条套管形如一个小蜗牛壳，因此

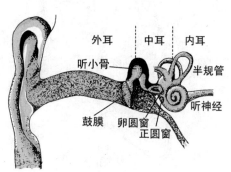

外耳　中耳　内耳

听小骨　半规管

听神经

鼓膜　卵圆窗

正圆窗

耳的结构

被称作耳蜗。感受声波振动刺激的毛细胞就坐落在膜性管道的基底膜上，浸浴在耳蜗的内淋巴液中，其底部与听神经纤维形成联系，其上方的毛与漂浮在内淋巴液中的盖膜相接触。

传到中耳的声波经过听小骨的镫骨可以振动卵圆窗，从而使卵圆窗内侧的外淋巴液发生振动。内耳外淋巴液振动可以使基底膜随之振动，坐落在基底膜上的毛细胞也就随之上下振动。当毛细胞向上振动时，毛细胞的毛就会受到盖膜的顶压发生弯曲。当毛细胞向下振动时，毛细胞的毛则又重新伸直。所以，毛细胞能够如实地随着声波的频率振动，其振动的幅度也与声波的强度成正比。

当毛细胞的毛发生弯曲时会引起毛细胞膜的电阻发生改变，使毛细胞产生电活动。产生的电位再激发听神经纤维产生神经冲动。于是神经冲动就携带着声波振动的信息经过听神经纤维传导到大脑皮质的颞叶听觉中枢，在这里最后产生听觉。

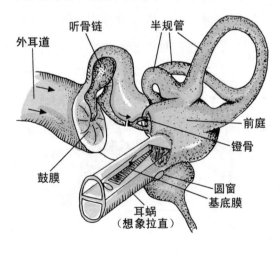

外耳道 听骨链 半规管

鼓膜

前庭

镫骨

圆窗
基底膜

耳蜗
（想象拉直）

听小骨和声波在耳内的传导

那么，耳蜗基底膜是如何感受频率高低不同的声音的呢?

科学家们发现，传入内耳的声音振动波总是从耳蜗底部引起基底膜像抖动彩带一样振动，并逐渐向顶端推进。越是高频音，在基底膜上产生的最大波幅向上推进的距离就越近，越是低频音产生的最大波幅向上推进的距离就越远。所以，耳蜗底部的基底膜感受的是高频音，顶部感受的是低频音。因此，基底膜的不同部位能够对不同音频的声音做出反应，进行初步的分析。听觉所产生的音调高低就取决于声波在基底膜上产生振幅的部位。那耳蜗又是如何感受声音强度大小的呢？

当某一音调的声音强度增大时，基底膜上产生的振动幅度也就增大，但是产生最大幅度的部位是永远不会改变的。由于振动幅度大了，基底膜上的毛细胞受到的刺激就比较强。毛细胞的兴奋强度增大，经听神经传入大脑皮质听觉中枢的神经冲动就越多，所以也就使人感到声音比较大。由此可见，内耳感受声音的技巧确实是极为高超的。

● 脑的化学传感器

我们生存的外界环境，不仅有光和声的刺激，还有许多种重要的刺激，譬如化学物质的刺激就是其中之一。脑为了及时地获取环境中的化学刺激信息，还从中枢中发出了许多的神经纤维。这些感受化学刺激信息的感受装置，就成为脑检测环境的化学传感器。

人体最为重要的化学传感器，要数位于鼻腔黏膜中的嗅觉感受器和位于舌黏膜中的味觉感受器了。这些化学传感器对于我们安全地摄取食物、防止有害物质进入体内起着第一道检测关卡的作用。

嗅觉感受器感受的是某些化学物质的特殊气味，其感受细胞叫作嗅细胞。人的嗅细胞总数接近1亿个，位于上鼻道的嗅黏膜中，与其他部位的黏膜相比略呈微黄色，总面积大约为5厘米^2。嗅细胞大体为纺锤形或圆瓶状，实质上就是中枢神经系统本身的一种双极神经细胞。它的树突伸入到嗅黏膜表面的黏液中，末端有5～6条长50~150微米的纤毛，称为嗅毛；轴突是一条细长的神经纤维。许多嗅细胞的轴突纤维汇集在一起，最后形成约20条嗅丝，穿进脑颅腔到达脑的嗅球，最后通向大脑的嗅觉中枢。

嗅觉形成的原理至今仍然是一个不解之谜。到现在已经提出过30多种关于嗅觉的假说，但仍无定论。

有人认为，物质的气味来自物质分子的振动。气味物质分子、原子的振动会发射出一定频率的电磁波。不管是气味物质分子的大小、结构如何，只要是振动的频率相似，就有差不多的气味。当气味分子与嗅细胞接触时，嗅细胞内的嗅色素就吸收气味分子发射的振动频率，经过神秘的能量转换后产生神经冲动，最后传到大脑的嗅觉中枢以后就使人产生了气味感觉。

也有许多的生理学家们认为，正如颜色感觉的形成有红、绿、蓝"三原色"一样，嗅觉的多种感觉也是由几种独立的基本气味混合形成的。心理学实验的结果认为有7种基本气味，它们分别能够选择性地兴奋各自的嗅细胞，从而形成各自的气味。而其他的气味则是由这7种基本气味混合形成的。

我们虽然不知道嗅觉到底是怎样形成的，但是关于嗅觉的特点还是很清楚的。高度灵敏是嗅觉的第一大特点。嗅觉的灵敏程度一般用嗅觉阈值来表示，即刚刚能够嗅到的气味分子在空气中的浓度。人的嗅觉感受性是非常高的，譬如甲硫醇这种物质，只要每毫升空气中存在1 / 25 000 000 000毫克，我们就能闻到它。所以人们常把它混合到天然气里，一旦天然气管道稍有漏气，就能被我们感知到。人的嗅觉感受性虽然高度灵敏，但是比起某些动物来还是稍逊一筹的。众所周知，警犬的嗅觉是人类望尘莫及的，公安人员常常利用警犬寻找某些物质或用于刑事破案。

极容易产生适应是嗅觉的第二大特点。当一种气味来到后，一开始感到气味很浓，稍过片刻就不再感到气味的存在了，这就是嗅觉的适应。俗话所说的"入芝兰之室久而不闻其香，入鲍鱼之肆久而不闻其臭"就是说的嗅觉适应现象。但是当对某一种气味适应以后，对于别的气味仍然很敏感，说明嗅觉的适应与嗅觉的疲劳不是一回事。

味觉的感受器是味蕾，主要分布于舌背部的表面和边缘，口腔和咽部的黏膜也有一点儿。味蕾位于味黏膜的上皮内，呈卵圆形，很像一个含苞待放的花蕾，因此称为味蕾。味蕾的直径约为1 / 30毫米，顶端有味孔开口在黏膜的表面。每个味蕾内大约有40个味觉细胞，味觉细胞的顶端有数根味毛通过味孔向外突出到口腔，味毛长2~3微米、粗0.2微米，是感受味觉的关键部位。每一个味觉细胞都有神经纤维与之相联系，并把味觉的兴奋信号传入中枢，最后输送到大脑皮质上产生味觉。

当有味道的、溶于水的化学物质作用到味觉细胞时，味觉细胞兴奋。每一个味蕾都对几种味道发生反应，让人很难理解怎么能够感觉出各种各样的味道来。其实，不同的味蕾对于不同味道的反应是不一样的。譬如，有的味蕾对于咸味反应最强烈，有的味蕾对于甜味反应最强烈，也有的味蕾对于酸味和咸味反应都很强烈等。当不同的味蕾兴奋时，神经纤维将不同味蕾兴奋的信号传到大脑皮质味觉中枢，大脑根据各个味蕾传来兴奋的比例不同，最后综合整理的结果就形成了千奇百怪的味道。

根据心理学家们的研究发现，认为味觉是由酸、甜、苦、咸四种基本味觉组合而成的，其余的味觉都是由这四种基本味觉互相混合而产生的。对于四种基本味觉来说，不同的味觉的感受敏感性是不一样的，就数对于苦味的感受敏感性比较高。苦味的感受阈值最低(奎宁为0.000 05%)，酸味的感受阈值略高(盐酸为0.007%)，咸味的感受阈值更高(食盐为0.025%)，以甜味的感受阈值最高(糖为0.5%)。这一点非常有意义，一般来说凡是有苦味的物质往往含有对身体有害的生物碱，如果某一食物的苦味太重，敏感的味觉就提醒人和动物有危险，不要再食用它们，从而成为防止有害物质进入身体内部的一道重要防线。

实验证明，舌的不同部位对于各种味觉的感受敏感性也是不一样的。在大多数情况下，舌尖对甜味的敏感性比较高，舌根对苦味的敏感性比较高，舌的两侧对酸味的敏感性比较高，而舌尖和两侧对于咸味都很敏感。

科学家们的研究还发现，舌对各种基本味觉的感受敏感性还受温度的影响，一般来说在20～30摄氏度时舌的感受性最为灵敏。小孩的味蕾数量比较多，老年人味蕾变性、数目减少，成年人味蕾总数约为10 000个。所以说小孩的味觉比较灵敏，老年人比较迟钝常常感到吃东西没有味道。

味觉和嗅觉都是由化学物质刺激而产生的感觉，同属于化学传感分析器。食物的气味可以影响味觉，食物的味道也可以影响气味，所以两种感觉在功能上是互相联系、互相影响、密切配合的。当一方受损发生功能减退，常常唇亡齿寒伤及另一方。人们在患感冒或患鼻炎时，常常感到吃东西没有味道就是这个原因。

人和动物从来都是选择吃自己喜欢的有味道的食物品种。对于食物味道的这种特殊偏好，很大程度上是身体对某种食物成分的需要。当身体需要某种物质时，就对这种物质的味道变得特别的敏感。科学家们利用大白鼠研究发现，当对动物注射过量的胰岛素以后，动物的血糖降低，这时候它们就对甜味更为敏感。当把动物的肾上腺切除以后，动物因尿液中排泄食盐较多而使体内缺乏食盐，这样的动物在选择饮水时，就不再选择清水，而是选择饮用有食盐的水，哪怕是食盐水的浓度很低，它们也能够品尝分辨出来。很显然这对于满足机体物质供应的需要，防止缺盐死亡是极为重要的。

● 人体的报警器

20多年以前，我国曾经报道过安徽省休宁县有一位特别奇怪的女孩子，她从来没有疼痛的感觉。据说在这位女孩子3岁的时候母亲带她去看医生，当医生给她打针的时候，她不仅不哭，而且还嘻嘻地轻松微笑，对针头扎皮肤没有任何的疼痛感觉。原来，她是一位没有痛觉的孩子！

这位女孩子发育一切正常，智力水平也相当不错。在她1岁的时候，常常用小牙齿咬破自己的舌头和小手指头，尽管鲜血淋漓，但毫无任何的痛苦表情和反应。她常常在吃饭的时候自己把滚烫的稀饭泼到脸上，烫下一块皮肤也无所谓，为此她浑身是伤而丝毫感觉不到。有的记者前去采访她，当记者试着掐捏她的皮肤，询问她疼不疼，她竟然天真地反问记者："什么叫作疼痛？"搞得记者不可理解。

没有痛觉的人是极为罕见的。从表面看来，这是一件好事，因为从来感觉不到疼痛给人带来的痛苦。但是这位女孩子为此经常受到伤害，她的胳膊和腿部有多处骨折而毫无察觉。看来，受到任何严重的伤害以后都若无其事，虽然避免了受伤后的疼痛之苦，但也使人失去了对自身保护的警惕性，得到的是遍体鳞伤。这是很危险的，真的说不准在什么时候会发生伤害身体的更为重大的意外事故呢。

痛觉的消极方面是显而易见的。我们都知道，当机体受到伤害性刺激、发生炎症病变的时候，都会使人产生疼痛的感觉。当疼痛过强时，可以使人产生不自主的、下意识的躲避反应，同时会引起一系列的内脏反应，如心率加快、血压升高、全身发汗、瞳孔扩大等恐惧的反应，甚至会昏迷休克。

痛觉不像嗅觉等其他的感觉那样很容易产生适应，只要是伤害刺激存在着，它会永不疲倦地向中枢报警，使人一直地疼痛下去。所以，疼痛确实给人们带来了许多的痛苦，给疾病患者造成了很大的精神折磨。

痛觉一旦产生，就向我们的大脑发出极为强烈的信号告知我们——机体的某个部位受伤了！发生病变了！提醒我们一定要快速地做出相应的反应和防御。看来，对于痛觉的这种积极的生理学意义和病理学意义，无论给予怎样高的评价也是不过分的。没有痛觉，绝不是一件好事！所以说，痛觉是提醒我们机体受伤的报警信号，痛觉感受器就是身体受伤、发生病变的报警器。

痛觉是怎么产生的？人为什么会感到疼痛？对这些问题许多的科学家都进行过大量的研究，虽然已经有了比较初步的认识，但至今科学家们还没有完全搞清它的庐山真面目。

目前普遍认为，产生痛觉的感受器是从中枢神经内部发出来的、游离在皮肤和组织间隙的神经末梢。当过于强烈的物理、化学刺激伤害到它的时候，便使人产生痛觉。有时候，即使刺激没有伤害到神经末梢，但伤害了周围的组织细胞，组织细胞释放出组织胺、钾离子等物质作用于神经末梢，也可使神经末梢兴奋产生疼痛。现在已经知道有许多的化学物质可以引发疼痛，如缓激肽、前列腺素等，这些物质因此被称为致痛物质。

也有的科学家认为，痛觉没有专门的特殊感受器，也没有专门引起痛觉发生的适宜刺激。不管是什么性质的刺激，只要是过于强大，对身体组织造成了伤害，都可以产生痛觉。譬如，温度过高可以把人烫疼烧疼，温度过低可以把人冻疼，光线过强可以把眼睛照疼，声音过大可以把耳朵振疼。

痛觉有专门的感受器也好，没有专门的感受器也罢，任何痛觉都是受到刺激产生神经冲动，当神经冲动传到大脑皮质以后才会使人感到疼痛的。根据这个道理，医药学家们研究出了局部麻醉药，譬如普鲁卡因等。当用这些药物作用于患者的某个局部传入神经以后，因阻断了神经向大脑皮质输送的痛觉报警信号，所以患者对这个局部做任何的手术也就不再感到疼痛了。

人们很早也注意到这样一个事实，人在高度紧张、全神贯注地从事某一项工作时，常常对他们的身体受到伤害暂时不感到疼痛。譬如许多战士在战场上杀敌时受到了枪伤和刀伤，但丝毫没有觉察到。当从战场上下来发现自己受伤以后才感到疼痛难忍，甚至昏迷过去。机体受到了伤害，神经纤维肯定将疼痛信号传向中枢了，大脑为什么在那个时候不产生痛觉呢？是痛觉的报警器暂时失灵了吗？科学家们通过大量的研究，终于在中枢神经内部找到了镇痛的物质，吗啡、脑啡肽、内啡肽等就属于这类物质。原来，当人们精神紧张、精力专注地从事某项活动时，可以促使中枢神经产生大量的这类镇痛物质，这些物质作用于神经的信息传递过程，切断了人体中枢的痛觉传入报警线路，因此可以暂时地起到镇痛的作用。

不仅皮肤中存在着痛觉报警器，机体深部的内脏上也存在着痛觉的报警器。内脏上的痛觉报警器往往对组织缺血、局部炎症、化学物质刺激等反应更加强烈。但是，内脏痛觉对产生痛的具体部位一般定位不准确，甚至常常给患者造成许多的误觉，如肾脏发生病变，常常使人感到腰疼，心脏缺血常常使人感到左侧肩部和左臂的内侧皮肤酸疼。痛觉的这种放散现象医学上叫作牵涉性痛。内脏痛觉报警器报位不准的现象可以欺骗无经验的患者，但是欺骗不了有经验的医生。

对于同样程度的伤害，不同人的痛觉反应表现是有很大差别的。有的人反应极为强烈，哭爹喊娘，有的人泰然自若、镇定自如，这反映了一个人的意志能力。传说三国时期的关羽中了毒箭以后，一边下棋对弈，一边让华佗在没有麻醉药的情况下为他刮骨去毒，这个故事一直为后人传为佳话。

缺乏痛觉的人实为罕见，其秘密有待于逐步揭示。痛觉给人们带来的巨大折磨是人所共知的。但是痛觉报警的积极意义给人们带来的好处也是功不可磨的。据生理学家们研究，痛觉是动物和人所共有的一种最早的、最原始的感觉。痛觉感受器这部身体的报警器，比起听觉的监听器、视觉的照相机以及机体内的各种化学传感器诞生得都要早。

可以这样说，如果没有脑中枢与通向机体各个部位的痛觉报警器相联络，人类和动物安全地生存下去就很成问题了。

六、神秘的"脑黑箱"操作

尽管中枢神经系统的活动是极为复杂的，但不管怎样复杂，它活动的基本方式都是反射。大脑的活动更为复杂，它是更加高级的反射——条件反射。多年来，人们一直感到大脑是个不解之谜，由上百亿个神经元组成的复杂神经网是怎么进行工作的呢？人脑与动物脑有什么区别？大脑怎样学习和记忆知识？大脑的语言功能是怎么回事？睡眠是怎么回事？大脑对这些高级功能的管理之谜一直令人"不识庐山真面目"，大脑简直就是一个神秘莫测的"脑黑箱"！如今，这个神秘的"脑黑箱"逐渐被科学家们打开，相信这个黑匣子终究会变得透明起来。

● 恰似反光镜的神经中枢

大家都知道，光线如果照射到一个镜面上，前进的方向可以发生返折，即从镜面上又重新返回来，物理学上把这种现象叫作光线的反射。科学家们在研究神经中枢的活动时看到了这样一个生理现象，如果用机械刺激眼睛的角膜，必然会使人产生眨眼的反应活动；如果用硫酸溶液刺激蛙的下肢皮肤，必然会使受到刺激的肢体发生回缩反应活动。

假如我们把青蛙的脊髓中枢毁掉，动物的四肢松软，再对其肢体的皮肤进行任何刺激，动物也不再发生上述反应活动，可见神经中枢对动物完成反应活动是必需的。

由此可见，机体的任何整体反应都是由刺激而引发的，反应活动的做出是中枢神经对传来的刺激信息综合以后发动的，而且整体下的任何反应活动都是从中枢经传出神经把信息传出来，命令器官活动来完成的。从信息的流动方向上看，信息经历了一个首先向神经中枢传入，然后从神经中枢传出来的过程。如同光线照射到镜面上必然要把光线反射回来一样，神经中枢也必然使刺激的传入信息再传出来产生活动。神经中枢就像是光线反射的镜面。

在17世纪，法国的哲学家笛卡尔根据神经中枢的这种活动现象，把机体这样进行的反应活动叫作"反射"，他第一个把物理光学中的"反射"一词引入到了生理学领域。把动物体的这种反应活动称为反射，实在是一个再确切不过的比喻了。

由上可见，产生反射活动一般要经过一系列的连续过程。完成反射的结构基础叫反射弧。一个完整的反射弧是由五部分组成的：依次为感受器、传入神经、神经中枢、传出神经和效应器。反射弧这五个部分的结构和功能的完整性是完成任何一个反射活动的必要条件，因为这五部分在反射活动中都各自具有重要的、独特的、不可替代的作用。

感受器，是接受各种刺激的一种特殊结构装置，它的主要生理作用就是负责把刺激的信息能量转变为神经电脉冲。神经中枢所接受的只能是电脉冲，光线直接照射视觉神经中枢不会使人产生光感。我们机体内的感受器种类很多，存在部位也很广泛，有的存在于皮肤中，有的存在于内脏中，有的存在于效应器之中，也有的存在于中枢神经系统内部。

传入神经的作用是把感受器转变成的电脉冲信号，经神经纤维的传导进入中枢神经，如果剪断或者麻醉躯体的感觉传入神经后，机体再受到任何强大的伤害性刺激也不会感到疼痛。局部麻醉了神经以后做手术不再感到疼痛就是这个道理。

神经中枢就是指的脊髓和脑。它是完成反射活动的中心环节，它一方面要接受感受器传来的刺激信号，对这些刺激信号进行分析、处理和综合，另一方面还要决定传出指令信息的发出，所以它在反射活动中所起的作用是最为关键的。这正如没有反光镜面，光线绝对不能再反射回来一样。

传出神经是负责把中枢神经发出的指令信息传送到效应器的神经纤维。运动传出神经纤维受到伤害，机体的各种活动就不再听从我们大脑中枢的意识支配了，只能"心想"(意识)，不能"事成"(运动)。

效应器是具体执行中枢传出指示命令的工作器官。反射发生的各种活动最终都是通过效应器的活动来体现的。身体中的效应器可以是能够收缩的肌肉，可以是进行分泌活动的腺体，也可以是其他的细胞或组织。

人体的反射活动是很多的，但一般是按照反射的形成过程、反射弧的特点等分类，这样可以将反射分为两大类。

一类是非条件反射。这种反射是与生俱来的，一般不需要学习训练就能够完成，是同一种族所共有的。我们常说"鸭子会凫水——天生的"，就是指的非条件反射的本能行为。非条件反射的反射弧一般来说比较简单而且终生固定不变。有的非条件反射是出生后就开始活动，也有的是个体发育到一定阶段才出现的。如小孩子一出生就会吸吮奶头吃奶，四肢受到伤害刺激就会躲避收缩等。一般这类反射在低级的反射中枢就可以完成，其数量是很有限的，这类反射是有机体维持生命活动所必需的基本活动能力，有利于机体初步适应生存环境。

另一类是条件反射。这种反射是个体后天通过学习训练获得的，它可以建立(学会)，也可以消退(忘记)。因此它们的反射弧在中枢神经内部是不固定的、多变的，数量也是不固定的、无限的，只有受到过训练的个体才具有。一般这类反射必须在反射的高级中枢才可以完成。条件反射的建立使得机体对事情的预见性增强了，极大地提高了机体对环境的适应范围和适应灵活性。例如，人们一听到猛兽来了，就事先尽快地躲藏起来；看到酸梅就流口水(望梅止渴)等，都是最常见的、典型的条件反射。

● 为什么给狗立纪念碑

尽管人类对自身的许多奥秘极为感兴趣，但是在19世纪以前，人类对大脑皮质的活动机制、对大脑的高级神经活动规律几乎是一无所知。1849年9月26日诞生在俄国的伊万·彼德罗

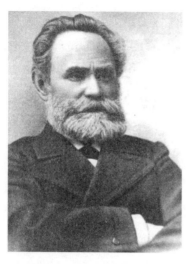

俄国科学家巴甫洛夫

维奇·巴甫洛夫首先在这一困惑人类多年的神秘领域取得了重大的突破。他所创立的条件反射学说、大脑皮质兴奋与抑制的理论奠定了现代生理学、心理学、医学心理学等方面的基础，成为人类有史以来最杰出的生理科学家。

巴甫洛夫出身比较贫寒，做牧师的父亲和母亲为了维持家庭的生活整天十分辛劳，给巴甫洛夫留下了极为深刻的印象。但贫穷的父亲十分喜欢读书，并十分注意对巴甫洛夫学习兴趣的培养。幼小的巴甫洛夫从父亲那里继承了爱学习、爱研究、爱动脑筋的优良素质。在巴甫洛夫的中学时代，他读到了谢切诺夫的《大脑的反射》等著名生理学著作，并由此开始对生物学，特别是对高等动物和人的大脑的奥秘产生了极为浓厚的兴趣。因此，在上大学期间，巴甫洛夫就开始了关于血液循环的研究。1883年巴甫洛夫取得了医学博士学位。以后，他利用狗做动物实验，取得了许多重大的突破。巴甫洛夫与狗结下了不解之缘。

巴甫洛夫在研究消化的时候，发明了利用狗的"假饲"实验研究胃液分泌的重要方法。这个实验方法巧妙奇特，闻名世界。当时，人们只知道胃是可以消化食物的。胃到底怎样消化食物，人们是直接观察不到的，因为胃生长在人体和动物的腹腔之中。当时有人曾经设想用一根细绳子拴住一块海绵，让狗吞下去，等海绵吸足了胃液以后再把绳子拉出来，再在体外研究胃液消化食物，这虽然是一个颇具匠心的研究方法，但是，在体外的消化过程毕竟与体内是不完全一样的。

一件极为偶然的事情，给胃的消化研究带来了重大突破！当时，有一位猎人在打猎时不慎走火，子弹打中了自己的腹部。美国一位医生在对患者做手术后，胃部的伤口久久不能愈合。为此这位美国医生利用胃部不能愈合的伤口进行了长达几年的关于胃消化活动的研究。这个偶然的事故首先激发了俄国医生巴索夫的奇想，他给狗做手术，对狗的胃做了一个漏管，以此来取得胃液。但是，这个实验不能取得纯净的胃液，因为从胃漏管中流出的胃液总是与动物吃的食物、口腔分泌的唾液混合在一起。

巴索夫的胃漏实验激发了巴甫洛夫的灵感，使得巴甫洛夫在胃的消化研究方面取得了重大的突破。巴甫洛夫的实验是这样设计的，首先他在狗身上做一个巴索夫胃漏，等手术愈合完好以后，又在狗的颈部做手术，将狗的食管拉出来切断，并将食管切口的两个开口分别接到皮肤外面来。通向胃的开口用来对狗进行注射食物。当对狗做实验时，让狗吃食物，结果食物就从口腔一端的食管口中掉出来了。这样，尽管狗大口大口地连续不断地吃食物，但是食物一点儿也没有进入到胃中。这就是闻名世界的动物"假饲"实验。但令人惊奇的是，虽然食物一点儿也没有进入胃腔中，但是在对动物"假饲"时，从狗的胃漏中却流出了许多的胃液，胃液纯净毫无任何其他的物质混杂其中。这对于利用纯净胃液研究对食物的消化是极为方便的，他随时都可以取得纯净的胃液。

  "假饲"的实验也表明，胃液的分泌不是食物直接刺激胃产生的，而是食物刺激了动物的口腔味觉神经，食物的味道传到了大脑，由大脑发出的信息告诉"食物来到了"，命令胃分泌胃液做好消化的准备工作。甚至当动物看到食物，尚未吃食物时，就有胃液从胃中分泌出来了。巴甫洛夫称这种胃液的分泌为心理性分泌。巴甫洛夫的"假饲"实验方法解决了消化生理研究方面的许多重大问题。

  狗，作为实验材料为科学研究取得了重大研究进展。巴甫洛夫对狗做出的贡献非常感激。此后，巴甫洛夫利用狗开创了研究大脑皮质机能活动的新方法——条件反射的方法，创立了具有无比重大意义的条件反射学说，揭示了大脑皮质进行活动的基本规律。狗，成了巴甫洛夫进行科学研究的主要实验动物。

  1924年秋季的一天，一场罕见的暴雨把巴甫洛夫的实验室淹了。焦急的巴甫洛夫赶到实验室时，看到实验笼子里养着的狗惊恐万分，处于极度的精神紧张状态，挣扎在水中声嘶力竭地狂吠不止。得救以后的狗有许多都出现了病态的反应，连与它们朝夕相处的巴甫洛夫也不认识了，过去已经建立的条件反射也消失了。巴甫洛夫为此极为痛心。但是，极具研究头脑的巴甫洛夫从这一偶然的事故中又得出了重大的新发现。他认为狗大脑皮质活动失常表现出的病态，是暴雨洪水的过度强烈刺激损害了狗的中枢神经的结果。

  不久，巴甫洛夫自己又设计了一次类似洪水惊吓一样的强烈刺激实验，发现又一次使狗患了神经官能症。为此，巴甫洛夫提出了精神病的发生原因和治疗方法。巴甫洛夫几乎天天与狗打交道、天天用狗做实验，狗，成了巴甫洛夫最好的朋友。巴甫洛夫关心狗、热爱狗，甚至胜过关心自己。

1917年俄国社会主义革命成功以后的几年，是俄国经济最为困难的时期，也是巴甫洛夫一生中进行科学研究最为困难的时期。实验室内经常停电使实验研究中断；人们的食物极为紧张，反映当时俄国现状的电影中曾经有一句著名的话——"面包会有的"，就是那时食品极端短缺的真实写照。当时巴甫洛夫实验室内的许多狗都被饿死了，为此巴甫洛夫极为痛心焦急。政府决定要给巴甫洛夫两个院士的生活口粮。巴甫洛夫说："大家都挨饿，我不愿意成为一个例外。"他谢绝了政府给他个人的生活配给。但是他却急切地对高尔基说："我需要狗，我需要狗！"政府在极为困难的情况下对巴甫洛夫的实验研究给予了极大的支持。

巴甫洛夫几乎在一生的研究中都在与狗打交道。他需要在狗身上做实验、做手术，夜以继日地守护在狗的身边，密切观察注视着狗的各方面变化。狗，为巴甫洛夫的研究做出了重大的贡献。狗，成为巴甫洛夫做实验研究的重要助手。狗，成为巴甫洛夫科学研究生活的亲密朋友！

有一次，在实验研究过程中，一条狗总是不好好地配合，乱叫乱动个不停，气得巴甫洛夫没有办法，在一时的不冷静情绪下就用毛巾抽打了狗几下。当实验进行完后，巴甫洛夫为此很内疚，极为后悔地多次对自己的同事们说，自己在愤怒之下打狗是不对的，尤其是在实验前实在是不应该打狗的，这样会破坏实验效果的。真挚的言语中充满了对心爱的实验动物——

狗的疼爱，举世闻名的大科学家竟然对自己的实验动物表示出内心的歉意！

在1929年巴甫洛夫整整80寿辰的时候，政府在彼得堡附近的一个小村庄为他建立了生物研究站，饲养了许许多多的大小动物，其中就有很多的狗，专门用于科学实验研究。进入耄耋之年的巴甫洛夫，为他心爱的朋友——狗立了一块纪念碑，衷心感谢狗对科学研究做出的重大贡献。

● 动物怎样学习知识

我们首先从"望梅止渴"说起。传说在三国时期，曹操有一次带兵外出行军打仗，由于天气炎热，士兵极端疲劳，又热又渴，实在是走不动了。曹操一见这种情况，马上对大家说："我们的前方有一片很大的酸梅林，大家快往前赶路，到了那里可以尽情地饱餐一顿。"士兵们一听前面有酸梅林，个个都口流涎水，口焦舌燥的干渴感觉立即就消失得无影无踪了，浑身增添了无穷的力量，精神大振，行军的速度大为增快，结果打了一个大胜仗。其实，前方哪里有什么酸梅林，这只不过是曹操为了鼓舞士兵们的士气使用的一个小伎俩。这就是成语"望梅止渴"的来历，是曹操应用条件反射振奋军心的一个典型例子。

在现实生活中，条件反射的现象非常普遍。譬如，小孩生病以后，第一次打针时都不知道害怕，但是连续到医院打过几次针以后，知道了打针疼痛，就非常害怕了。只要是一进医院的大门口就哭，甚至一见到身穿白色工作服的人(不一定是医生)就害怕。这就是小孩子对医生给他打针这件事情形成的条件反射。

最早开始研究条件反射现象，并做出了伟大贡献的是巴甫洛夫。巴甫洛大早期从事消化生理方面的研究，因成绩卓著，他在1904年成为获得诺贝尔医学和生理学奖的第一人。从这一年起，他开始了条件反射的研究。

在巴甫洛夫开始研究条件反射以前，人们把食物引起消化液分泌分为两种：一种是食物直接引起消化液分泌，另一种是食物间接引起消化液分泌，即"心理分泌"。心理分泌成为巴甫洛夫研究非条件反射和条件反射的出发点。巴甫洛夫在实验室里在狗身上做了一系列各种不同的实验，他使用光、声、皮肤和其他刺激同食物结合起来进行，经过一定时间之后，在不给食物的情况下，仅仅给这些"信号刺激"，也会引起动物分泌大量的唾液。巴甫洛夫根据多种多样的研究结果，终于创立了他的条件反射理论。他用生理学上"条件反射性的分泌"代替了过去的"心理分泌"的概念。巴甫洛夫把先天性的反射称为非条件反射，把后天个体在发育过程中才获得形成的反射，称为条件反射。

巴甫洛夫指出，反射现象不仅仅局限于中枢神经系统的末端部分(脊髓)，而且大脑皮质的中心部分也参与反射现象。大脑的活动不仅是反射，而且其活动的基本方式是更加高级的反射——条件反射。因此，条件反射并不是先天就形成的行为，它是后天个体经过学习训练才逐步形成的，所以它存在着一个训练建立的过程。

巴甫洛夫进行条件反射的实验都是用狗来做的。当狗吃到食物时肯定会分泌唾液，这是非条件反射。如果给狗听铃声，就不会引起唾液的分泌。这时候，铃声对于狗分泌唾液来说，是没有任何联系的"无关刺激"；食物对于狗来说，是必然引起分泌唾液的"非条件刺激"。如果在每次给狗吃食物以前，首先响起铃声，使铃声成为"不久食物就要来到"的信号。这样多次将"铃声"和"食物"进行反复地结合，以后，单独给狗听到铃声，狗也会"听懂"铃声的意义，"懂得"了铃声一响"食物就要来到了"，于是出现唾液的分泌。这个时候我们就说，狗有了"经验"，"学会"(建立)了能够对铃声分泌唾液的条件反射。

这个时候的"铃声"，已经不同于原来的"铃声"，它已经成为"食物"的信号，具有特殊的"信号"意义，它所起到的作用与"食物"是一样的。这个时候的铃声，再也不是原来意义上的、与分泌唾液毫无关系的刺激(无关刺激)了，而是变成了能够引起狗分泌唾液的"有关刺激"了。尽管铃声也能够引起唾液的分泌，但是，它毕竟不像食物引起唾液分泌那样必然、那样终生固定持久、那样毫无任何附加条件；如果它不经常地再与食物一起结合进行，仍然还会倒退成为分泌唾液的"无关刺激"。所以我们称这个时候的"铃声"为"条件刺激"，也就是说它只能在一定条件下才能引起狗分泌唾液。因此，条件反射的建立过程，实际上就是在狗的脑中，将"无关刺激"转变为"条件刺激"的过程。是动物对于一个新事物的"学习"过程。

训练动物"学会"的行为，必须是动物本能的行为。如果某种动物不具有飞翔的本能行为，那么不论你使用什么样的无

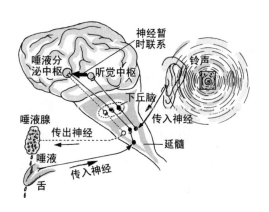

对声音刺激建立唾液分泌中枢模式图

关刺激训练，使用什么样的方式训练，也不会使它学会飞翔。这就是说，任何条件反射活动的建立都是以非条件反射活动为基础的。这是建立条件反射活动的根本前提条件。

在训练动物"听懂"铃声的过程中，必须要使铃声(无关刺激)先于食物(非条件刺激)出现，只有这样，铃声才可能具有"信号"的意义。如果使铃声刺激晚于食物刺激出现，动物永远也不能建立起对铃声分泌唾液的条件反射来。这是建立条件反射的重要条件。

在训练动物"听懂"铃声的过程中，必须要使无关刺激与非条件刺激在时间先后上反复地结合。如果只是偶尔结合一次，动物会认为铃声这个无关刺激与食物这个非条件刺激，是偶然出现的两个毫无联系的、各自独立的事物。动物的脑里就不能把这两个事物密切联系到一起，当然就不会"听懂"铃声的"信号"意义。只有把原来两个没有任何联系的事物多次地、反复地结合出现，动物才会逐渐地"懂得"原来铃声是

"食物就要来到"的先兆信号，才会把"铃声"和"食物就要来到"密切地联系到一起。

动物是怎么"听懂"铃声形成条件反射的呢？能够懂得铃声的意义毫无疑问是脑的机能，动物在"听懂"铃声前后，它们的脑中发生了什么样的变化呢？

巴甫洛夫认为，形成条件反射的过程，就是在大脑皮质上形成暂时神经联系的过程。

非条件反射的结构基础——反射弧，是神经中枢内生来就接通的固定联系。条件反射是以非条件反射为基础的，所以当条件反射形成以后，条件刺激的神经通路就与非条件反射的反射弧之间必然发生了新接通的暂时联系。当铃声和食物两个刺激先后作用到动物的感官以后，它们分别传入神经中枢，并在大脑皮质上相应地产生两个兴奋点。食物在大脑皮质上引起的兴奋点比较强，而铃声引起的兴奋点比较弱。较强的兴奋点对其他的兴奋点产生吸引，而较弱的兴奋点就在较强兴奋点的吸引下不断地扩散。经过多次的重复，就使大脑皮质上原来两个独立的兴奋点之间形成了暂时的神经联系。这个时候，铃声传来的刺激信号就可以经过暂时神经联系，与分泌唾液的反射弧"沟通"起来，从而引起分泌唾液活动的发生，这样条件反射就形成了。

然而，暂时神经联系的接通是否必然发生在大脑皮质上呢？对这一点，科学家们目前仍然有争议。在人类、猿猴和狗等高等哺乳动物中，大脑皮质是暂时神经联系接通的主要部位；而在两栖类、鱼类等动物中，切除大脑两半球以后仍然能够形成条件反射，说明大脑皮质以下的低级神经中枢也能够形成暂时的神经联系。不过有一点是很确定的，具有大脑皮质的动物、大脑皮质发达的动物形成条件反射要容易得多。

● 人比动物的高明之处

自从地球诞生生命以来，生命就生生不息。今天的地球确实是个瑰丽多彩的生物世界，现已知道的动物就有100多万种。"鹰击长空，鱼翔浅底，万类霜天竞自由。"生物在竞争中生存，在竞争中发展，优胜劣汰，适者生存。自从人类诞生以来，人类开始由弱到强，由少到多，最终成为了当今地球上的主宰，成为世间万物之灵。

其实，单纯从人的生物体质上说，不如牛马的力气大，也不如虎豹凶猛；单纯从生物的角度上看，人的生命力也不如众多的动物强大。人类到底靠什么雄居于万物之首，独占鳌头呢？答案只有一个，那就是靠人类发达智慧的大脑，靠人类长期的学习！

不管是高等动物还是人，在脑中都存在着管理全身运动、视觉、听觉、嗅觉等的中枢，全身的各种机能活动都要接受大脑的调节控制。大脑，这个主管全身一切活动的控制中心发达与否，直接决定着机体的活动水平。譬如，地鼠长期生活在地洞中，到地里寻找食物时必须要时刻警惕天敌的伤害，所以，它们的听觉和嗅觉十分发达，因此，地鼠大脑中的听觉中枢和嗅觉中枢所占的区域都非常大。

可能有人要问，人的嗅觉不如警犬和家猫，是不是这些动物大脑中的嗅觉中枢比我们人更加发达呢？事实确实如此！但这并不能说明这些动物比我们更聪明。嗅觉、听觉、视觉也好，运动能力也罢，这些都是动物长期适应生存环境发展出的基本能力，大脑皮质上的这些神经中枢并不是脑的最高级机能。那么，人脑与动物脑的根本区别在哪里呢？

主要是人类的大脑皮质上具有大面积的"联络区"(即"空白区")，人类所特有的语言活动控制区就位于联络区内。这些联络区位于身体各种感觉区和运动区的交界之处。尽管目前我们还不能确切地清楚它们的具体功能，但是所有的科学家都认为这些区域是大脑皮质最高级功能的控制区，这些区域与人的思维、智力、认识、联想、学习、记忆以及精神活动密切相关，被称为"无专责任区"。大脑的感觉区只是负责"感觉到"外界的各种事物，但是负责"解释"这些事物意义的本领却是在这些"无专责任区"。所以，这些区域又叫作"解释区"。

科学家们发现，人类大脑皮质上联络区所占的面积比例是最大的，高达85％。动物越低等，联络区的比例就越小，猴子联络区的比例为60％，猫为30％，啮齿类动物只占10％。另外，人大脑皮质的联络区也是发育成熟最晚的，按照生物发生律，也说明它的功能是最为高级的。所以人与动物最为重要的，也是最为本质的物质区别就是人类具有一个智慧的大脑。

从身体的结构形态上看，人类与动物明显的不同就是具有一个比较大的头脑。出生时头颈部大约占身高的1/4，占全身总体积的30％；成年人头颈部大约占身高的1/8，占全身总体积的

10%。智慧和思维产生于大脑，大脑是产生思维和智慧的物质基础。因此，有人认为，人之所以比动物聪明，是由于人类的脑重大于动物，其实真正的原因并非如此。

同各种动物相比较，人的脑重确实是比较大的。但是，有一些动物的脑重是我们人类根本无法与之相比的。譬如，鲸鱼的平均脑重为9200克，是人脑重的6.6倍；大象的脑重平均为4000克，是人脑重的2.9倍。如果智慧的高低单纯由脑的重量决定的话，那么人就成了鲸鱼的奴隶，被鲸鱼牵着鼻子跑。这当然是不可能的笑话。

很显然，不同物种之间的身体大小相差过于悬殊，所以单纯比较它们的脑重大小是不合理的。于是又有人提出用相对脑重，即脑重与体重之比来揭示人为什么比动物更加聪明，事实上这也不能说明什么问题。若是由脑重／体重比来决定智慧水平的话，人类的脑重／体重比为1／38，这样人不但没有猴子(1／20)的智慧高，甚至比老鼠(1／36)也稍逊一筹了；动物中比较聪明的狗(1／250)还远不及小鸟(1／34)。这当然又是一个十分荒唐的结论。

问题的根本还在于人类具有发达的脑，特别是极其发达的大脑皮质。人的大脑皮质中集中了大约150亿个神经元。每个神经元都长有成百上千条神经纤维突起，通过这些纤维突起使神经元之间互相联络形成突触的结构，从而建立起极为复杂的神经网络。人类大脑皮质上的突触数目之大简直是一个天文数字。有人推算估计，人类的大脑中可能有10万亿个以上的突触。另外，大脑中大约有1000亿个神经胶质细胞，它们包绕着每一个神经元，除了向神经元提供营养以外，也具有某种传递信息的作用。如此庞大的信息处理机构，使得人类的大脑具有几乎是无限的信息处理能力和信息储存能力。

人们常把大脑比喻为机器和电子系统，但是大脑所完成的工作如果要机器来完成，根本是不可能的。有人曾经估算，如果把全世界的电话网络系统同人类大脑比较的话，那么电话网络系统的大小只相当于大花园里的一粒小豌豆！

有的动物根本就没有进化出大脑皮质，即使具有大脑皮质的动物，其皮质的复杂程度也远远不能与人类的大脑皮质相比较。它们的大脑皮质中虽然也具有亿万个神经元，但是它们的神经元突起数目少，形成的突触数量少，联络简单，其信息处理能力和信息储存能力都很有限。不同物种间大脑物质基础上的先天巨大差异，是造成动物不能与人比聪明智慧的客观原因之一。

人类的大脑远比动物高级、复杂得多。动物能够接受的刺激信号，我们人类一般都能接受；动物不能接受的刺激信号，我们

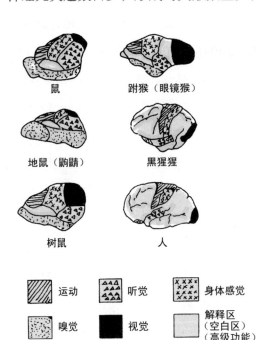

鼠　　　　跗猴（眼镜猴）

地鼠（鼩鼱）　　黑猩猩

树鼠　　　　人

▨ 运动	▲▲▲ 听觉	✕✕✕ 身体感觉
░ 嗅觉	■ 视觉	▢ 解释区（空白区）（高级功能）

人脑与动物脑各功能区所占比例图

人类也是完全可以接受的。

按照巴甫洛夫的观点，无论是什么样的刺激，它们都具有"信号"的意义。刺激的种类虽然是千差万别的，概括起来大致可以分为两人类。一类是形象的、具体的信号，譬如声、光、物体的形状、颜色等，这叫作第一信号。另一类是抽象的、具有特殊含义的信号，这叫作第二信号。第二信号一般特指语言和文字。

动物可以对第一信号刺激发生反应，建立条件反射，说明动物的大脑皮质中具有对第一信号发生反应的机能系统，称为第一信号系统。人类的大脑皮质中也具有第一信号系统。人类还能够对语言和文字等抽象的第二信号发生反应，建立条件反射，所以，人类的大脑皮质中还具有一个特殊的机能系统——

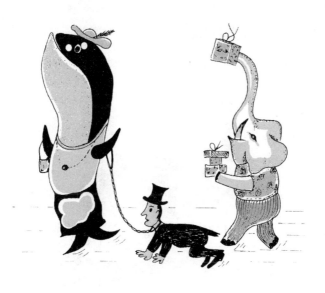

智慧单纯由脑重决定的情景是不可想象的

第二信号系统。第二信号系统是人类大脑皮质所特有的。这是人类大脑与动物大脑在功能上最主要的、也是最为本质的区别。

正因为如此，人类不仅对铃声、灯光等第一信号建立条件反射，还能够对语言、文字这些第二信号建立条件反射(如谈虎色变、望文生义等)。人类的大脑皮质中产生了第二信号系统，是人类大脑皮质发展上的质的飞跃，它极大地开阔了人类学习新事物的能力。在婴幼儿及儿童时期，由于人的语言机能尚未发育成熟，文字识别能力低下，所以主要靠第一信号系统活动学习新事物。此后语言和文字能力迅速发展，依靠第二信号系统活动已经成为人类学习新事物的最主要手段和途径，反过来，人类丰富的学习经历也促进了大脑皮质机能的更大发展。

人的大脑是开始发育最早但也是发育成熟最晚的器官，前后历时长达近20年！从生理学上说，机体越是幼稚不成熟，其可塑性就越大。人类的大脑皮质发育时期漫长，成熟定型最晚，这绝不是人类的缺点，而恰恰是人类的一个无与伦比的独特优

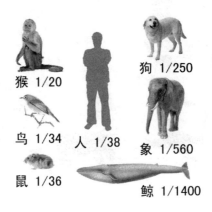

猴 1/20
鸟 1/34
鼠 1/36
人 1/38
狗 1/250
象 1/560
鲸 1/1400

脑重与体重之比人也不是最高的

点。在大脑的成熟发育期间，其可塑性几乎是无限的，这使得人类能够有充分长的时间学习知识、接受教育、增长才干。

有的科学家用小白鼠研究发现，把同一胎出生的小白鼠分成两组，一组置于丰富多变的复杂环境中，让小白鼠经常学习；一组置于十分单调缺乏刺激的环境中，不给小白鼠学习的条件。结果表明，经常学习的小白鼠脑比较重，神经细胞的突起数目比较多，大脑中突触数量大。人类的大脑也是如此，越使用就越发达，越使用越聪明。

在动物界，人类的寿命是最长者之一，这更加使得人类大脑获取知识、积累知识的能力是无限的。与人类相比，动物绝对是要甘拜下风的，它们只能屈居于人类之下，俯首接受人类的主宰。综上所述，这些都是人比动物的高明之处。

● "狼孩子"给人的启示

成年人常常夸赞自己的孩子学习语言特别快："从开始会说话到今天，只有几个月的时间，现在他什么话都会说了！"成年人也常常抱怨自己学习外语长进特别缓慢，先后学习了好多年，仍然过不了语言关，感叹"外语难学"。难道大人学习知识还不如小孩子？话虽然不能这么说，但是在学习语言上，成年人确实不如小孩子学得快，小孩子学习语言的确具有先天性的优势。

所谓"狼孩子"就是指出生后不久，被野狼叼走，脱离了"人类社会生活"，幸运的是没有被野狼吃掉，而被野狼喂养长大的野生儿。这种看似荒唐的事情其实在很多偏僻落后的山区还是偶有发生的。什么"狼孩子"、"熊孩子"、"猪孩子"、"羊孩子"等，都有过文字的记载。

1920年，在印度加尔各答东北的山区就发现了两个女性"狼孩子"。人们不知道这两个孩子的家庭出身和年龄，根据骨龄鉴定，大的8岁，取名为卡玛拉，小的约2岁，取名为阿玛拉。她们被人们发现后送到孤儿院养育。她们刚回到"人间"后，夜行昼伏，四肢行走，睡觉时身体像狼一样蜷缩在一起，就连吃东西、饮水也像狼一样趴在地上舔食。屡经教育，就是"狼性不改"。阿玛拉在孤儿院生活了不到1年，不幸因疾病死去，至死也没有改变狼性。

卡玛拉回到人类社会以后，在人们的耐心教育下，进步十分缓慢，智力十分低下，在她12岁的时候，智力才达到正常人1岁半的水平。到15岁时才基本上改变了狼的行为习惯，不再大声嚎叫了。不幸的是，她只活了17岁。到死时，她直立起来走路都不稳健。在人间经历了9年的人类社会生活，才知道了一些简单的数字概念，只学会了50多个词汇，只能讲一些简单的话。心理学家根据卡玛拉死亡时的智力发育，确定她只相当于3岁半儿童的水平。

为什么"狼孩子"的语言发育极差，智力极为低下呢？关键是他们在发展语言的最佳时期没有受到相应的教育，等回到人类社会有机会接受语言教育时，为时已晚。就像小麦在起身拔节时不施肥，到了灌浆后期再施肥，对产量已经基本上没有任何的影响了。所以从语言的发展上看，懂得什么时候是语言发育的最好阶段，在这个阶段尽可能地创造一个良好的语言环境是非常重要的。科学家们认为：人的语言发育大致经历以下几个阶段。

一是语言准备阶段。这个阶段是指从出生到1岁的整个哺乳阶段，又叫作语言前期或发音阶段，是语言开始产生的时期。

2个月时，当婴儿肚子饱了，身体感到非常舒适的时候，他们开始了主动的发音活动，常常发出"啊、啊""哦、哦"的声音来。这就是所谓的"呀呀学语"阶段，这些声音的发出，是他们愉快的一种表示。

到婴儿9～10个月时，他们学会了对别人发音进行有意识的模仿。对于成人反复教的一些简单语言，他们有一定程度的理解，譬如大人说"再见"，他们会做出挥动小手的动作；大人说"拍拍手"，他们会做出拍手的动作等。

到1周岁时，婴儿能够听懂的词语就更多了，并能分辨出大人说话的语调，如严厉的语调、气愤的语调、温和的语调等。

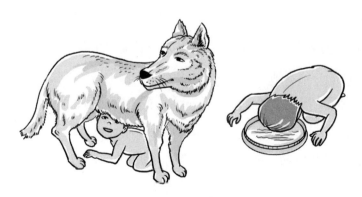

狼孩的生活

他们的生活知识逐渐丰富，也促进了语言的发展。

二是语言的理解阶段。从1岁到1.5岁这段时间是乳幼儿的语言理解阶段。这时，乳幼儿对大人语言理解能力迅速发展。如果大人问他们："你的嘴巴在哪里？"他们会用小手指向自己的嘴巴。若问他们："你喝水吗？"他们会通过点头或者摇头表示自己的意愿。在这个阶段，乳幼儿对语言的"理解(懂)"要比对语言的"表达(说)"发展得早。1岁以后的幼儿，对许多经常与他们接触的人的称呼基本上都会说了，还会说一些常见物体的名称，如灯、门、鞋袜、桌椅等。这时幼儿的说话还不成一个句子，主要说一些简单词，以名词为多。这些单词句又常常进行重叠，如"灯灯"、"袜袜"等。

三是积极的语言活动阶段。从1.5岁到3岁这段时间是儿童积极的语言活动阶段，这个阶段又叫作表达语言的阶段，这是儿童语言发展上的一个飞跃阶段。在这个阶段，他们对语言的理解能力迅速发展，语言的表达能力也飞速发展。他们的语言内容不仅涉及当前存在的事物或当前的需要，而且也能开始表达当前不存在的或过去的一些事情。对于大人在说话时出现的某些错误，他们也能够给予纠正。儿童到3岁末，一般都能用各种句型来表达自己的思想，与别人进行交往，基本上获得了语言机能。

随着与大人的生活交往，向大人的不断学习，3岁时期的儿童不但掌握了有关时间、空间的联系，而且也掌握了原因和结果、手段和目的、部分和整体等的关系。这时的儿童语言词汇比较丰富，突出表现在一些复合句以及这些句子当中的一些连接词的运用上。譬如，他们能够说出这样一些比较复杂而完整的句子："天气要下雨了，所以小朋友们都回家了"，"来电了，我们可以看电视了"等。

　　语言是后天学习来的，尤其是在语言发展的关键时期，不能生活在语言的环境中，丧失了学习语言的大好机会，肯定会像"狼孩子"一样，大脑的语言中枢发育停滞，成为一个语言上的"矮子"，智力上的低能儿。这就是"狼孩子"给我们的启示，也是"狼孩子"做出的重大贡献。

● 大脑——储存信息的"硬盘"

　　学习是人类和动物的高级行为之一。而学得的知识和经验必须要在脑中储存下来。大脑，就是我们储存信息的"硬盘"。记忆是大脑的功能。记忆就是信息在大脑中的存盘，在需要的时候又能够从硬盘中提取出来。那么，人类大脑的"硬盘"在哪里呢？记忆的信息到底储存在大脑的哪些部位呢？对于这个问题，科学家们存在不同的看法。

　　一种说法认为，在大脑的不同区域，分别可以储存不同类型的记忆信息。这是加拿大的著名神经外科医生潘菲尔德提出来的。潘菲尔德医生经常给癫痫病人打开头颅骨做手术，而且可以在患者完全清醒有意识的条件下进行。他发现，当他给一位11岁的小孩左侧的额叶施加电流刺激时，小孩诉说："我听到有几个小伙伴在叫我，要我同他们一起上街去玩耍。"当他对一位患者脑的海马回进行电刺激时，这个患者诉说自己回忆起童年时代曾经唱过，但是早已忘记了的歌词。经过多次的研究发现，电刺激大脑皮质的颞叶区，所产生的都是听觉和视觉形象的记忆内容。由此他认为，大脑的不同部位是不同类型记忆信息的储存区。大脑就像是一盘录音录像带一样，刺激其中的哪一部位，就使它播放出哪一段歌曲音乐和录像。

有的科学家在各种动物身上做了许多的实验，发现当切除了动物大脑皮质某个特定部位以后，并不影响某种特定的学习活动。当然切除大脑皮质对动物的学习是有一定影响的，但影响的程度与切除的部位关系不大，而是与切除的面积关系密切。人们认为，大脑神经元确实是储存记忆信息的元件，但任何一个神经细胞都不能脱离其他的神经细胞而独立地储存信息。在大脑皮质上，神经细胞通过神经突起形成了极其复杂的网络系统，即使是最简单的记忆痕迹也要涉及成千上万的神经元的互相联系。记忆也不可能只是依靠某一固定的神经通路来完成。受到激光全息理论的启发，有的科学家提出大脑是"全息记忆"的，记忆储存于大脑的各个部位，而每一个部位都有一个全息图，就像每一个细胞核内都存在着一个人的全部遗传信息一样。

从目前研究所积累的资料来看，信息到底储存在大脑的什么部位还很难说。总的来说，任何记忆恐怕都是由大脑许多部位，包括皮质下的某些结构联合参与活动的结果，也可能在大脑的不同部位各自存在着自己独特的功能。总之，大脑储存信息的硬盘的确切部位还没有找到。

人一生中进入大脑的信息量是极为浩瀚繁杂的，真正在大脑中保持记忆下来的信息尚不足1％。有的很快就消失了，几乎没有形成记忆；有的信息由于不经常使用，过一段时间又忘记了；有的信息则牢固地保持在大脑中终生不忘。当然，任何牢固的记忆也都是从暂时的记忆开始的。如果某种信息根本没有在大脑中保留下来，就是说没有记住，也就等于没有在大脑中存盘。科学家们根据信息保持时间的长短将记忆分为以下四个阶段。

最初是感觉性记忆，也叫作瞬时记忆。这种记忆指的是从感觉器官获得的信息进入大脑的一瞬间就消失了，根本没有经过大脑的细致加工，所以不会保存在大脑里，稍纵即逝，一般不会超过1秒钟。感觉记忆是记忆的初级阶段。

其后是第一级记忆。在感觉记忆的基础上经过大脑的加工，把先后输入大脑的信息进行整合，形成了一个连续性的印象，这就进入了记忆的第二阶段——第一级记忆，也叫作短时记忆。譬如我们对一个不熟悉的电话号码，查过后可以立即从电话盘上拨出这几个数字；电话打过后可能就把这个号码忘记了。这就是说刚才电话号码在你的大脑中形成了短时记忆。短时记忆在大脑中保持的时间一般只有数秒钟，如果不及时多次重复运用，很快也就消失遗忘了。

再长一些的是第二级记忆。短时记忆的信息如果反复地运用，经常地重复，使它们在大脑中不断地循环再现，就可以使记忆转入第三阶段——第二级记忆。第二级记忆在大脑中存留的时间长短不定，短的只有数分钟，长的可以达数年。譬如你早晨上学到学校把自行车停放在第几排了，中午时你仍然还记得，但要你回忆大前天你把自行车停放到第几排了，可能你就不记得了。

类似这种在大脑中可以保持一定长的时间，但又可以忘记的信息记忆，就属于第二级记忆。

在第二级记忆的基础上，如果你反反复复地长年累月地去运用，信息就牢固地铭刻在你的脑海中，终生也不会再忘记，这就进入了记忆的第四阶段——第三级记忆，即永久记忆。如自己的籍贯、姓名以及与自己关系密切的重大事件等，是永远也忘不了的，就属于这种记忆。

由于第二级记忆与第三级记忆都能够在大脑中保持相当长的时间，人们也把这两级记忆统称为长期记忆。

由上可见，任何记忆都是首先由感觉性记忆开始的。任何扎根脑海的长期记忆也都是在短时记忆的基础上，经过多次不断的重复运用、复习强化而逐渐形成的。这就是大脑对信息存盘的过程。

虽然大脑到底怎样存盘，目前还没有搞清楚，但是科学家们普遍认为短时记忆与长期记忆的存盘方式是不一样的。

由于短时记忆在脑中保留的时间比较短，不可能在脑中形成结构上的痕迹。考虑到大脑皮质上复杂的神经元网络，其数量几乎是无数的，人们提出短时记忆的信息储存在大脑的某些神经元环路中。感官将接受的刺激信息输入到大脑的某些神经元环路之中，于是就在这些环路中循环往返地回荡，只要信息回荡不停止，记忆信息就得以保留。一旦有某种其他的干扰刺激信息闯入这个环路，使信息终止循环活动，那就使这些信息"忘记"了。当然信息在这些环路中长时间地回荡，也可能发生疲劳而自行中断，使短时记忆消失。

　　既然长期记忆是由短时记忆转化而成的，那么，它们是怎样转化的呢？对这个转化过程，目前科学家们知道的太少了。但是，有一点是完全可以肯定的，这就是转化的部位与脑的边缘叶密切相关。科学家们在动物身上发现，如果损坏了海马结构，动物就永远不能记住最新经历的事情，也就是说再也不能形成短时记忆了；然而，这样的手术对于动物过去形成的长期记忆不产生任何的影响。说明海马可能是涉及短时记忆的储存，并且与转化成长期记忆有关。不过，人脑的海马左右两侧的功能是不相同的，左侧的海马与语言材料的记忆转化有关，而右侧的海马与非语言性的图形材料记忆转化有关。

　　从上可以看出，人类的大脑硬盘的确能够储存信息，那到底能够储存多少信息呢？

　　有人估计说，如果一个人终生孜孜不倦地学习，他一生中获取的知识信息总量要相当于美国国会图书馆藏书的50多倍。这个图书馆藏书总量为1000多万册。这就是说，人一生中大脑记忆的容量，相当于5亿多本书的知识总量。

　　也有的科学家认为，人大脑硬盘储存信息的容量可高达 $10^{12} \sim 10^{15}$ 比特(表示信息量的单位)。如果一个人以每秒钟25比特的速度向我们的大脑硬盘里面输送信息，每天输送10个小时，连续输送70年，而且输入到大脑里的信息假设一点儿也不会丢失的话(这当然是不可能的)，那么一生中只输入 3×10^9 比特，这个数量也仅仅相当于 10^{12} 比特(大脑硬盘储存信息容量)的 0.3％。由此可见，我们大脑这个储存信息的大"硬盘"中，绝大部分还在"空白"着呢，真正使用大脑的量犹如"沧海一粟"。我们常常把大脑比喻为"脑海"也实在是恰如其分的。

● 记忆物质之谜

人类使用自己的大脑，揭开了许许多多的自然之谜，也使当今社会进入到了网络信息的高科技时代。但是人类对于自己的大脑究竟怎样把输入的信息"存盘"记忆下来的，还确实了解的不多。我们记住的信息，到底在脑中留下了什么样的痕迹，千百年来一直为人们所关注。据说在公元前4世纪希腊哲学家柏拉图是最早考虑记忆问题的人之一。柏拉图认为，在脑中形成的记忆印象，就像用一个光滑的物体在"蜡盘"表面拖过后刻下的浅线条痕迹一样，过一段时间后就消失了，蜡盘上又重新恢复光滑的表面。

柏拉图之后，人们对脑的记忆痕迹提出了许多的假说，但都缺乏有力的实验依据。近些年，人们认识到，记忆的事物并不是以事物原来的形象储存在脑中的，而是把事物变成信息后才能储存。人脑可能是把电信息转化成化学信息，引起神经元内产生某些化学物质上的变化(也就形成了结构上的变化)。当回忆或重现这个事物时，这些化学物质又使神经细胞产生电信息。人大脑中存在着上百亿个神经元，每个神经元中都存在许多的生物大分子物质，而每个生物大分子物质又有着很多种结构上的变化。因此使得我们的大脑能够储存浩如烟海的信息。

在20世纪60年代，美国密歇根大学的詹姆斯·麦克尔进行了一项极为著名的记忆实验。涡虫具有先天喜光的特性，绝不会对光产生逃避的。他训练涡虫形成逃避光的反应活动。每当灯光照亮时就对涡虫进行电击，这样训练多次以后，使涡虫对灯光产生了逃避反应，每当灯光亮后就产生蜷缩活动。后来，他把训练过的涡虫磨碎，当作饲料喂给未经训练的涡虫吃。奇怪的是这些未经训练的涡虫吃后，竟然未经训练也产生了对光的逃避反应。他认为训练后的涡虫神经细胞里一定是产生了"光—电击"的信息物质(记忆物质)，转移到未训练的涡虫体内使它们也能够避光。

后来有的人对此提出了争论，也有的重复了麦克尔的实验，没有得到同样的结果。1966年，麦克尔又对大白鼠进行了"记忆传递"的研究。但是他没有让大白鼠吃受过训练的大白鼠，通常大白鼠是不吃同类的，即使吃了，消化过程也会破坏吃进去的各种化学物质的。他把受过训练的大白鼠脑的提取物直接注入到未经训练的大白鼠脑中。他又一次发现被注射的大白鼠学习要快得多。这种记忆传递物质肯定是神经细胞产生的记忆物质。后来有人又在猴子的研究中得到了类似的结果，从此掀起了一个寻找记忆物质的热潮。

最初人们想到的记忆物质首先是RNA(核糖核酸)。这是个分子结构非常复杂的生物大分子，存在于所有的活细胞内。RNA可以从DNA(脱氧核糖核酸)复制出遗传密码，密码中的信息可以决定蛋白质分子中氨基酸的排列顺序。蛋白质是生命的物质基础。研究的结果确实表明记忆与神经细胞内的RNA有关。经过学习训练的动物，它们的脑内RNA含量增多。如果把抑制RNA合成的药物注射到动物的脑中以后，动物的学习能力显著减退甚至完全消失。而使用促进RNA合成的药物以后，动物的学习能力则有所提高。

后来人们又提出，可能RNA本身并不是重要的，重要的是RNA的增加可以使蛋白质合成增多，蛋白质可能就是记忆物质。在20世纪70年代，美国休斯敦贝勒医学院的乔治·安伽发现了记忆物质蛋白质。大白鼠是喜暗避光的动物，他训练大白鼠建立避暗的条件反射。当大白鼠进入到黑暗的箱子里时，就会受到电击，迫使它们停留在亮处。训练成功以后，他将受过训练的大白鼠脑的提取液注入到未经训练的大白鼠脑中，同样可以引起未经训练的大白鼠逃避黑暗。他从4000只大白鼠脑的提取液中发现了一种由15个氨基酸组成的新蛋白质，取名为"恐暗素"。使用合成的"恐暗素"注射到正常的大白鼠脑

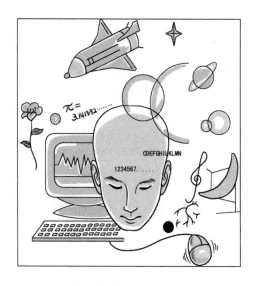

记忆到底是怎样发生的呢

中，大白鼠也产生天然提取物那样的避暗能力。即使注射到金鱼的脑中，同样使金鱼产生避暗能力。

所谓的记忆物质到底是什么？至今也不能最后确定下来。但是记忆物质的发现确实使科学家们产生了极大的兴趣。他们后来又发现了许多与记忆有关的化学物质，如激素和神经递质。它们到底是记忆物质还是参与记忆、影响记忆的物质，目前也难以说清楚。这些物质的发现确实有利于揭开大脑的记忆之谜。

美国国立精神卫生研究所的科学家们在人的脑中提取到一种叫作加压素的多肽类激素，实验证明，具有提高人的学习与记忆的能力。他们分别在健康中年人、健康老年人、抑郁症病人身上做了研究。这些人也不知道接受的是什么药，只是按照医生的要求用药，并且每天测试他们的学习记忆能力。这样连续3个星期后发现，所有接受加压素的人(本人也不知道)学习记忆能力都显著地提高了；而对照组接受安慰剂的人(本人也不知道)，其学习能力则没有任何的变化。

人们已经知道乙酰胆碱是中枢神经内部的兴奋性递质。有的人使用胆碱疗法对一些青年人进行实验，发现对那些天然只有短时记忆的人，在学习记忆方面有显著的进步；但对那些具有良好记忆的人则没有什么作用。对于那些缺乏乙酰胆碱的人，多吃一些含胆碱多的食物，如蛋黄、鱼类，对学习记忆是有好处的。

目前科学家们还发现一些其他化学物质对人的学习记忆有一定的作用。探索脑内的生物化学反应过程，多发现一些对学习有重要影响的化学物质，有助于揭示大脑高级神经活动的秘密，促进人的学习记忆效率。

● "瞌睡虫"怎样催人入睡

　　人是怎样睡眠的？睡眠期间身体到底发生了怎样的变化？对这个问题，人们过去知道的特别少，直到脑电图的出现，科学家们把从入睡到重新醒来的全部过程进行了脑电图的观测和分析，才逐步揭开了人睡眠期间身体发生的各种变化，以及大脑神经活动在睡眠期间的变化。

　　科学家们发现，在睡眠期间，人体最显著的变化就是能量的消耗减少了，基础代谢水平降低了大约13%。从循环系统的活动看，心率要减慢20%左右，从而使动脉血压平均下降10%以上；身体大量的血液多堆积在腹腔脏器的血管之中；血液在血管中的流动速度也减慢。从运动系统来看，骨骼肌的肌紧张总体上降低，表现为肌肉松弛，使得面部的容貌发生轻度的变形。但是，在睡眠期间，眼部的轮匝肌、口部的咀嚼肌、尿道和肛门部的括约肌，其紧张性反而增高。在睡眠的某个特殊时期，眼球会发生快速的运动。睡眠期间呼吸系统的活动也明显减弱，大部分时间呼吸深度变浅，节律平缓减慢，使得肺部的通气量大约减少20%。体温有所下降，尤其是在凌晨2～3点钟体温降至最低，但一般不超过1摄氏度。

　　在睡眠的大多数时间内，大脑神经系统的活动减弱。中枢神经系统通过感官与外界环境仍然保持着一定的联系，但是这种联系是非常微弱的。听觉系统的感受性降低，对许多比较小的声音几乎听不到了，但是较大的声响仍可以使人从睡眠中醒来。人体的触觉能力也显著降低。当给予适当强度的刺激以后，人们也能够对刺激做出各种反应，但反应性很差，极不精确，如睡眠者可以与他人进行问答对话，常常是前言不达后语，答非所问。

在20世纪30年代，德国人克劳首先使用脑电图机记录了人在睡眠时的脑电变化，发现在浅睡时，人的脑电波变慢了，进入深睡时，脑电波又变快了。遗憾的是，这样一个重要的发现报道没有引起人们的注意。

美国芝加哥大学的生理学家克雷特曼教授是研究睡眠的权威。1952年，在他的指导下，由他的学生阿瑟琳斯基采用现代电子仪器"多导生理仪"同时对睡眠期间的肌电图、心电图、呼吸运动、眼球运动等多项指标进行了整夜的追踪研究，取得了脑科学研究上的重大发现，导致了睡眠生理学上的重大新突破。

他们研究发现，人从一开始睡眠到进入深睡阶段，一般要经历5个不同的脑电波变化时期，分别称为A、B、C、D、E期。

人在头脑清醒时大脑皮质神经元处于兴奋状态，脑电图呈高频率低幅值的去同步化的β快波。

人在打瞌睡时，闭目安静没有显著的外界刺激，大脑皮质神经元活动相对平静，脑电波以α波占优势。此时人的呼吸频率变慢，心率也开始变慢，全身的肌肉放松。这是睡眠的瞌睡期，即A期。

紧接着便进入了睡眠的B期，即入睡期。这个时期的脑电波的α波减弱，脑电波的幅值减小，而频率加快。如果在这一时期把他叫醒，他会说自己已经迷迷糊糊地要睡着了。

睡眠再进一步发展，就进入了C期睡眠，即浅睡期。这个时期的脑电波因同步而幅值加大、频率减慢，以θ波为主，有时候还出现一些特殊的梭形组合波。在此期间，脑的意识进一步地减弱。

睡眠的D期是在浅睡眠的基础上深化发展而成的中度睡眠。此期的脑电波完全为θ波，频率缓慢，幅值增高，时常还出现一些K－复合波。

深睡期是睡眠的E期，此时的脑电波完全为高幅值、低频率的δ波。这个时候要想把人唤醒不是很容易的，说明此时的睡眠程度是非常深的。

人们根据睡眠过程中脑电图的变化，以及身体其他方面的变化，把睡眠分为两种不同的时相状态。

一种是慢波睡眠(非快速动眼睡眠)。在睡眠的C、D、E期，由于脑电波为高幅值、低频率的慢波，都属于慢波睡眠的范围。此期的最大特点是，脑电波慢而同步，因此称为慢波睡眠，也叫作同步睡眠。这个时期，全身的各个系统活动都减弱，表现得比较稳定。骨骼肌的肌紧张减弱，反射活动也减弱。植物性神经系统的副交感神经系统活动占优势。全身的感觉功能降低。不发生眼球的快速运动现象也是这个时期的重要特点。

由于这个时期身体各系统全面降低活动，因此，人们认为此期的睡眠有利于解除人体和大脑神经系统的疲劳。后来人们还发现，进入慢波睡眠以后，体内的生长激素分泌明显增多，所以对于儿童和青少年来说，慢波睡眠有利于身体的生长发育。如果缺乏睡眠，在恢复睡眠时首先恢复的就是慢波睡眠。

另一种是快波睡眠(快速动眼睡眠)。在慢波睡眠以后，大脑进入了快波睡眠时期。这个时期感觉功能进一步降低，比在慢波睡眠时期更加难以唤醒，说明睡眠深度加深。这个时期机体的动脉血压升高、心率加快；呼吸活动变得很不均匀、很不规则，有的人表现得呼吸很困难，人们普遍认为这个时期可能是某些疾病突然发作的时期。这个时期最显著的几个特点是，全身的骨骼肌进一步松弛，但是还突然发生一些不规则的肌肉抽动，如手动、腿动等。脑电波很类似于浅睡时的不稳定状态，呈高频率、低幅值的不同步化的快波，因此被称为快波睡眠。最为直观的显著特点是，眼球经常发生不停的、快速的转动，每分钟转动50～60次，因此也称为快速动眼睡眠。这个时

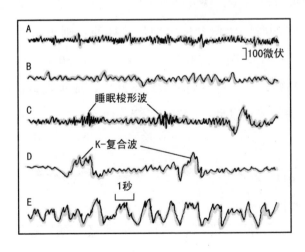

睡眠几个阶段的脑电波图

期虽然脑电波呈兴奋状态，类似觉醒状态，但睡眠的深度又很深，不易唤醒。这一系列的现象使人觉得很反常，因此把这一状态叫作异相睡眠。在此期内大脑皮质神经元积极地进行着兴奋活动，到底在干什么呢？如果在此期间把人唤醒，有80%以上的人都会说，他正在做梦。说明这是个做梦的时期，因此又称这个时期为有梦睡眠。

如果一进入快波睡眠后就把人唤醒，这样选择性地减少快波睡眠时间；在恢复期间，快波睡眠则多于正常水平，说明快波睡眠同样是大脑不可缺少的一种睡眠状态。如果长期剥夺快波睡眠时间，这样的人变得容易激动，还会产生幻觉。人们推测快波睡眠时神经元活动性增高，有利于神经元之间建立突触联系，有利于儿童脑神经系统的成熟。所以保持足够的睡眠时间，特别是对于儿童青少年的身体发育是十分重要的。

科学家们还发现，随着年龄的增长，人们不但每天总的睡眠时间逐渐减少，快波睡眠的比例也大为缩短。人的一生中快波睡眠的时间比例变化大约是这样的：刚一出生时大约占50%，3～5个月期间占40%，1岁时大约占30%，到2～3岁时大约占25%，到达青春期时大约占20%，成年人略有减少，占19%，进入老年以后继续减少，为14%～15%。快波睡眠期间

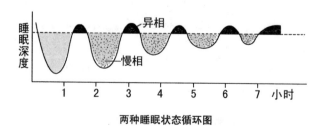

两种睡眠状态循环图

是人正在做梦的时期，一般来说，人的一生中有1／3的时间是在睡眠中度过的，这样算来，人一生中睡眠的总时间长达近30年，其中有大约6年的时间竟然是在睡梦中度过的。人们常说童年时期是富于梦想的时期，看来是很有道理的，因为儿童时期的有梦睡眠时间确实比成年人长得多。

尽管睡眠和觉醒是人们非常熟知的现象，但是睡眠到底是怎么发生的，至今人们并没有搞清楚。因此，"瞌睡虫"是怎么闯入脑海的，还存在着许多种说法。

有的人认为，睡眠的发生完全是被动的。在觉醒状态下，外界环境中的各种刺激信号，在上传到大脑皮质的同时，都有信号绕经脑干的网状结构再上传到大脑皮质，对大脑皮质起着一种上行激动作用，使大脑皮质保持着兴奋觉醒状态。当外界的各种刺激减少，脑干网状结构上行激动系统的活动减弱以后，大脑皮质便不能维持其兴奋觉醒水平，觉醒状态停止，人就被动地进入睡眠状态了。所以，这种学说把睡眠看成是觉醒状态的终止，似乎是过分地简单化了。目前这种学说倾向于被否定。

目前大多数人认为睡眠过程是主动发生的，是中枢神经系统内部某些主动的活动造成的。巴甫洛夫认为，大脑皮质长期处于兴奋状态，或者在过于强大的刺激下，神经细胞就会从兴奋转向抑制。产生的这个抑制点逐渐扩散到整个大脑皮质和皮质以下的神经中枢时，就使人进入了睡眠状态。譬如钟表的"嘀嗒"声长时间地作用于大脑皮质听觉中枢，就会使大脑皮质听觉中枢由原来的兴奋转变为抑制，当抑制扩散笼罩了整个大脑皮质和皮质下中枢时，睡眠就发生了。这种说法认为大脑皮质神经细胞活动过久，消耗了大量的能量就产生了疲劳，使大脑神经细胞进入了抑制状态。睡眠是大脑神经细胞对自身的一种自我保护措施，有利于产生新的能量以恢复其工作能力。在日常生活中也确实存在着这样的现象，长时间的、单调而无新意的刺激，就成为催人入睡的"催眠曲"。

瑞士著名的生理学家、诺贝尔奖获得者黑斯在1929年提出了睡眠中枢的说法。他认为，既然机体的一切活动都是由神经中枢在管理着，大脑的睡眠活动也不会例外，他认为在间脑存在着睡眠中枢。电刺激动物的睡眠中枢可使动物进入睡眠状态。近些年来，科学家们在脑干的尾端、脑桥下部电刺激网状结构，发现可以使脑电波产生慢波，当这个部位加强活动时，能够抑制网状结构的上行激动系统活动。电刺激这一部位，动物就躺下睡眠；损坏了这一部位，动物就会失眠。很可能这一部位与网状结构上行激动系统互相作用，控制着人的觉醒与睡眠的转化过程。

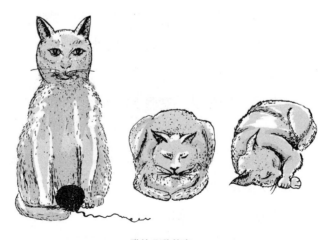

猫的几种状态

在1910年，法国一个叫皮龙的生理学家在实验中发现了这样一个现象，他从几只被剥夺睡眠1个星期的狗脑中，抽取动物的脑脊液，然后注射到清醒狗的脑室之中，能够使清醒的狗很快进入睡眠状态。由此他设想，肯定是长时间不睡眠的狗脑中逐渐积累产生了某种物质，引起狗发生睡眠的。于是他提出了睡眠物质的说法。他把这种加速动物睡眠的化学物质叫作"睡眠促进物质"。

此后，许多的科学家在其他动物身上重复并证实了睡眠物质的存在。1974年，日本的科学家从大鼠的脑中提取到了一种"睡眠促进物质"，证明是一种分子量为350～700的多肽。只要将很少量的这种物质注射到清醒的大鼠脑中，就会使动物进入慢波睡眠。

总之，人们对睡眠物质是非常感兴趣的。如果我们能够找到促使人睡眠的这种神奇物质，或者是提取出来，或者是人工合成它们，作为一种药物治疗失眠症，该会为失眠患者解除多么大的痛苦啊。所以搞清楚睡眠的发生原理，找到引起睡眠的"瞌睡虫"，不仅对于脑科学研究具有重大的理论意义，同时也具有重大的医学实践意义。

● 趣解梦疑

在快波睡眠期间，伴随着眼球的快速转动，人会产生做梦现象。动物也具有快速动眼睡眠时期，所以人们推测动物也会做梦。可是，有的人却说从来没有做过梦，这是不可能的。为什么呢？因为他把睡眠中的梦境全忘记了。

睡眠中为什么要做梦？梦境是怎么形成的？过去人对如此正常的生理现象百思不解，提出了不少荒唐的解释，使人们对梦境产生了许多迷信的说法。古时候人们常常把梦与"灵魂"联系在一起，有人认为"梦是离开肉体的灵魂"，这是没有任何科学依据的。

按照巴甫洛夫的观点，人睡眠是大脑皮质神经元的抑制过程。但是，在大脑皮质神经元进入抑制状态时，总是有少数的神经元在"值夜班"兴奋活动着，不然就没有办法把人唤醒了。譬如，有的母亲在睡眠中对于周围工地嘈杂施工的巨大声音可以全无察觉，但是对于自己孩子哪怕是极其轻微的哭声都非常敏感。当大脑皮质上这些值夜班兴奋的神经元毫无规律地互相联系起来，或者是在体内外各种刺激的作用下活动起来，就使人进入睡眠中荒诞离奇的"梦境"状态。

做梦实际上是一种依靠视觉的思维活动，所有的梦境都是以图像的形式一幕幕地像打幻灯片一样显示出来的。梦境中的内容都是靠图像"拼凑"起来的，所以，梦的内容都是不连续的。人们在诉说梦境时都多多少少地带有"编造"的成分，否则梦境就是一个个的片断，不能连成一个整体。正是因为做梦是依靠视觉活动形成的，所以在做梦时眼球会发生快速地运动，大脑皮质上的脑电波会呈现一种兴奋的活动状态。实际上眼球快速地转动，正是在用眼睛"扫描"自己的做梦内容呢。

如此看来，梦境中的内容都是自己大脑中已经存在的信息，或者是当时机体正接受的信息，绝不会无中生有地出现自己大脑感知以外的"新东西"。那为什么我们的梦境内容常常是离奇古怪的呢？

这主要是梦中的思维常常是毫无逻辑规律的，是把很多个过去大脑中的信息片断"编织"起来的，所以觉得梦境的内容有的"似曾相识"，有的完全陌生，甚至是离奇古怪的。这正如使用100块不同形状的"积木"，我们可以拼凑成各种各样自己未曾见过的图案；使用自己认识的2000个汉字，可以创作出无数篇完全陌生的诗词散文和小说一样。

有人说，"日有所思，夜有所梦"，这是有一定的道理的。在白天，你经常思念某一件事情，这件事情在你的大脑中遗留下的痕迹就比较深刻，睡眠中这部分神经元就容易活动起来，编织到你的梦境中去。

有人说做梦有一定的预见性，譬如说过去的某个时候曾经做梦说自己患了胃病，后来经医生检查，竟然真的生了胃病！这是怎么回事呢？其实道理是很简单的。第一，任何事情都常常有巧合的因素，这种对梦境内容的证实也许完全是一种巧合。第二，也可能在你做患胃病梦的时候，其实就真的有了胃病，不过当时的病情比较轻微，在白天众多繁杂信息的干扰下，大脑皮质对来自胃的轻微病痛信息还引不起清晰的感觉。当你进入梦乡的时候，机体输入到大脑的信息比较少了，这个时候，胃痛的信息输入到大脑时就相对地显得非常突出了，于是这个信息就编织到了你的梦境中。所以，这并不是"后来"的胃病证实了"以前"的梦境。

因为在睡眠中机体内外的较强刺激也能被我们的大脑所感知，这些信息也就常常成为我们当时做梦的内容。譬如，如果在睡眠中膀胱中充盈尿液多了，就常常使人做匆匆忙忙"找厕所"要解小便的梦。如果在睡眠中被子压得太多太厚，影响了呼吸，就常常让人做"噩梦"。如果在睡眠中把脚伸到被子外面感到很冷时，可能在做梦时就梦见自己光着脚板行走在冰天雪地之中。所以，梦境也是可以人工制造出来的。

据说有许多的科学家在睡梦中还产生过重大的科学突破。传说门捷列夫是在睡眠中发现了化学元素周期表的。还传说德国的化学家凯库勒在睡梦中梦见一条蛇突然用自己的口咬住了自己的尾巴，形成了一种环形的结构，受此启发他解决了苯的分子结构，认为苯的分子可能是一种环状的结构。在此之前，他对苯的分子结构百思不得其解。我们说，科学家们在睡梦中的发现既有偶然的因素，也是必然的结果，没有什么可奇怪的。他们都具有

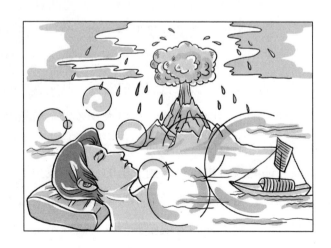

梦中往往出现离奇古怪的事情

雄厚的科学基础知识，在研究某个问题时常常投入了全部的思维和精力，是没有白天黑夜之分的，也许在睡眠中缺少信息干扰的安静状态下思路更加清晰一些，所以才有了所谓的"睡梦中的发现"。如果没有坚实的科学知识基础，没有殚精竭虑的思维投入，幻想着自己在睡梦中产生什么重大发现，纯粹是在做"白日梦"，是根本不可能的。

　　大脑，对于我们真是一个黑箱，既神秘莫测，又十分诱人。我们不要相信梦境，更不要迷信梦境。不因梦境中的好事而喜，也不因梦境中的坏事而悲。梦境毕竟是梦境，而不是现实，现实中的"我"不必为梦境中"我"的行为负责任。人们工作累了，常常到外地旅游散散心放松一下，这对于身心健康是有很大好处的。大脑神经元在从事了一天的紧张活动以后，让它们也放松"散散心"，在睡梦中不受任何时空的限制，自由自在地轻松"旅游"世界、"旅游"历史、"旅游"未来，也绝对是有利无害的。我们何乐而不为呢？

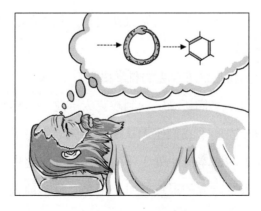

睡梦竟导致了重大科学发现

七、最难攻克的科学堡垒

人类没有翅膀，但能够靠自己发展的科学技术登天揽月。人类没有直接能看到原子的眼睛，但是却掌握了原子内部电子的运行规律，发明了电脑，制造出了具有相当智慧的机器人。这些伟大成就的取得，都是我们仅有的1400克重的脑所释放出来的超级能量的体现。人类头颅中小小的一团脑为什么具有如此无穷的智慧威力呢？揭开最具魅力的人脑的秘密，那该对发挥脑的潜力有多么不可估量的推动力量啊！

几千年来，人类从来也没有停止过对自身脑活动奥秘的探索。然而，直到今日我们对大脑的认识和了解实在是知之甚少。正如19世纪英国著名科学家谢灵顿所指出的："大脑是生命组织中最难解之结。"

人脑，实在是最难攻克的科学堡垒！

目前，科学家们还难以找到攻克人脑这个自然科学最后堡垒的最佳途径。由于我们还无从了解人脑的智慧潜能到底有多大，何况人类的脑本身也处于不断的发展变化之中，所以很难预测到关于人脑研究的最终前景。但是，从当前人类所掌握的脑科学知识来看，科学家们希望在不很遥远的将来，从以下几个方面可能取得一些重大突破。

● 不可思议的头脑"嫁接"

　　大家都知道，用品质优良的苹果树枝芽，嫁接到一棵普通的苹果树干上，可以使普通的苹果树长出品质优良的苹果来。现代医学技术也能将一个正常人的健康肾脏取下来，移植到肾功能完全衰竭的患者身上，使患者正常地分泌尿液、排泄代谢废物。随着科学技术的发展，人们自然想到，我们到底能否将一个聪明智慧人的大脑"嫁接"到一个"白痴"患者的身上呢？

　　譬如说，有一个非常聪明的人由于意外因素，如患内脏的不治之症、工伤、车祸等突然死亡，但是死亡者的头颅和大脑还是非常优良的。我们能否将这颗优良的大脑移植到一位身体健康，只是大脑"白痴"的人身上呢？在这里，我们暂且不考虑这样嫁接移植所涉及的社会法律和伦理学等方面的复杂问题，只是说从医学角度能否实现这样的技术突破呢？如果我们能够做到这一点的话，社会上既保留了一颗聪明的大脑中的智慧，又为社会减少了一位"白痴"患

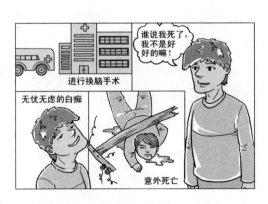

换脑后的人是"谁"呢

者，这实在是两全其美的事情。

也许你认为这是一个荒唐的奇想，但这确实是于社会有利、现实中又不乏遇到的实际问题。实际上，科学家们早已考虑过这个问题，并已经开始了这方面的研究与探索。

探索性的实验首先是从动物开始的。据报道，德国一位科学家曾经用蜜蜂进行过这样的研究。首先，科学家训练工蜂学会熟练地找到糖水的行为，然后将这个工蜂的脑记忆系统取下来，移植到从未接受训练的工蜂身上。结果发现，接受脑移植的工蜂不但能活，而且大多数都能很快地找到糖水，而其他的工蜂是做不到的。这就是说，大脑中所积累下来的聪明智慧，是可以在接受移植的新个体身上重新表现出来的。虽然这是在比较低等的动物身上试验的结果，毫无疑问，这是实现高等动物脑"嫁接"的希望之光。

在20世纪50年代末期，我国科学家曾经将一条小狗的头移植到一条大狗的头颈部，制造了一条"双头狗"。结果这条狗活了5天零4个小时。

在20世纪70年代，美国的霍德华博士把一只猴子的头置换到另一只猴子身上，在极为精心的照料下，奇迹般地存活了7天。这说明脑的移植嫁接是非常有可能实现的。

1987年，我国科学家在世界上第一次成功地将一个胎儿的脑黑质移植到一位患有帕金森氏病患者（病因是由于脑的黑质发生病变）的脑中，使患者的病情取得了极大的好转。

1997年4月，美国加利福尼亚大学的动物神经研究所对德国纯种的牧羊犬做了这样一次"嫁接"实验。他们选择一对同胞"犬兄弟"，因为同胞兄弟之间的遗传基因比较接近，这样可以最大限度地减少大脑移植所造成的免疫排异性。当这对"犬兄弟"出生以后，立即分开喂养。一只自幼给予频繁而严格的训练，使这条犬非常"聪明"，主人让它做什么它就唯命是从地去做，颇通人性。另　条出生以后立即饲养在一个与世隔绝的封闭环境中，从来不让它与任何人接触，使这条犬成了一个没有任何记忆的"白痴"。

待训练结束以后，同时将两条犬的脑组织取出来，又立即同时将脑置换"嫁接"到对方的头颅中。双方彼此置换脑的实验成功了！奇迹也同时出现了！

"聪明的犬脑"嫁接到了"白痴犬"的头颅中，使原来的"白痴犬"表现得很聪明，与主人十分亲近友好，一切行动听从主人的指挥和命令。而"白痴犬脑"嫁接到"聪明犬"头颅中以后，则使原来的"聪明犬"变得傻乎乎的，成为地地道道的"白痴犬"！手术后的两条狗，完全倒了个过儿！虽然犬只存活了2个月，但由此产生的意义却是十分深远的。

真正对人头的嫁接也有传闻。1991年俄罗斯曾经透露出在1985年做过一次人头的真正嫁接。经过33个小时的紧张手术，医生将一位癌症患者的头颅嫁接到了一位被处决的犯人躯体上。由于医生事先不知道那位犯人患有心脏病，结果头颅嫁接成功后的"新人"一年后死于心脏病。但是这位"新人"既保留了患癌前的记忆和性格，又同时保留了罪犯左撇子的习惯。

很多科学家对这一报道的真实性持怀疑态度。但是，我们相信实现人类头脑嫁接重新组合人体，在不远的将来是完全可以办到的。

● 返老还童的梦幻

我们已经提到，人的大脑神经细胞数量，在出生以后就基本上不再有数目上的增加，出生以后的脑重增加，主要是神经细胞体积的增大、纤维数量的增多、纤维上长出髓鞘等引起的。

人的红细胞，其数目虽然相对稳定，但是其更新速度是非常快的，每天大约都要更新1／120！也就是说，从今天算起，目前正在我们血液中流淌着的红细胞4个月之后基本上就不存在了，基本上更新一遍了。人类皮肤上的细胞、消化道黏膜的上皮细胞，更新的速度都是很快的。

但是，大脑的神经细胞不但不更新，而且数目还会随着年龄的衰老逐渐减少，甚至脑干中的一些特殊神经核团也会发生严重的萎缩。

据科学家们研究发现，大约从60岁以后，人脑的重量就开始逐渐减轻，脑细胞的数目开始逐渐减少。一般脑细胞的重量要比青年时期平均减轻100多克。也有的科学家们认为，人到40岁以后，平均每天死亡的脑细胞数目要高达200多万个！到90岁时，脑的重量只相当于年轻人的80％。

科学家们研究还发现，人类脑细胞的衰老死亡在大脑的不同区域中是不均匀的。45岁以后，大脑主管运动的区域开始萎缩；65岁以后，大脑中负责社会交往联系的神经元缩减的速度显著加快；而负责视觉信息加工的大脑皮质区则变化不大。

脑神经细胞萎缩和数目的减少无论从哪个角度上说，对于人体生理功能活动的调节、对于人的智力和思维能力等都是具有一定的负面影响的。因此我们不难理解，人到老年以后为什么记忆力下降，为什么反应变得迟钝，为什么发生痴呆甚至变得不认识自己的亲生儿女。因此，在人类寿命持续增长的今天，保持人类大脑的"青春"活力，使大脑"长生不老"，就成为科学家们面临的一个重大课题。

我们知道，新生和死亡历来就是一对孪生兄弟，生命的死亡是一个自然的客观规律，任何力量也不可能阻止它的发生。随着年龄的增大，脑神经细胞死亡是必然的。但是通过一定的科学手段延缓它的到来则是完全可能的。也就是说通过某些方法使脑的神经细胞通过分裂的途径来增加其数量，从而补偿由于自然老化而衰退死亡的细胞。这就是神经细胞的再生问题。

过去人们认为，脑的神经细胞是不能再生的。然而，在20世纪80年代，日本的神经科学家从小白鼠的身上分离出交感神经细胞。老年小白鼠这种神经细胞的树突要比青年小白鼠的数目少得多。他们发现，当在培养神经细胞的试管中加入一种叫作神经生长因子的物质以后，可以促使神经细胞长出新的突起，并且原有突起的长度也明显长长。

虽然这项成果只局限于使交感神经长出新突起，但是它使神经细胞的再生看到了希望。如果我们找到能够使神经细胞分裂的"营养液"，注射到老年人的大脑中，使衰老的脑细胞发出新芽，使再生的新细胞取代死亡的脑细胞，无疑对延缓人类大脑的衰老、防止老年痴呆、延长人类的寿命是大有帮助的。

● "人心不再隔肚皮"

别人正在干什么，你可以看得见；别人正在说什么，你可以听得懂；别人正在想什么，你知道吗？

自古以来，人们就想破译出对方正在想的事情，但是又觉得这是不可能的，它只能是在神话里才有的异想天开的梦想。所以人们常常感叹"人心莫测"。

现代神经科学的研究已经知道，大脑的任何思维活动都伴随着脑电的产生，而且人脑在进行不同问题的思维时，其脑电波是不相同的。这就提醒人们，我们能不能从记录到脑电波的波形上"破译"出一个人正在想的是什么问题呢？

几十年前，公安机关为了了解案件的真实情况，在审讯犯罪嫌疑人时就开始使用"测谎仪"，它对协助侦破案情起了一定的作用。不过，所谓的测谎仪并不是破译犯罪嫌疑人的脑电，而是利用人在精神紧张时交感神经系统兴奋性增高，从而使皮肤的电阻发生显著改变的原理。犯罪嫌疑人到底是怎么想的，还是不得而知。

电脑诞生以后，科学家们将人脑与电脑直接接通，在大脑皮质专门管理思维推理的部位安置上引导电极，把大脑皮质活动时产生的脑电波作为信息资料输入到电脑中。这样，当大脑产生特定的思想和命令时，产生的特定脑电波就输入并储存到电脑中，并用来指示电脑输出相应的指令活动。以后电脑就能够对人脑的思想直接产生反应。譬如，电脑的屏幕上有一只小鸟，当受试者"想"让小鸟飞翔，小鸟就会飞翔；"想"让小鸟飞翔停止，小鸟就会停飞。

电脑芯片技术的诞生和发展，使科学家们产生采用芯片移植术进行记忆移植的想法。据报道，1996年春天，美国就进行过"运动记忆移植"实验，引起了人们很大的关注。他们首先取得游泳高手海豚在游泳时脑所发出的指示身体运动的脑电波信息，并将这一信息复制出来，储存在一个非常微小的芯片上。然后将这一芯片植入到了一头十分笨重、根本不会游泳的棕熊大脑的运动区，通过电能使芯片释放储存的信息，竟然能够使棕熊轻松自如地在水中游泳！不过，当芯片中附带的电池耗尽了电能以后，这头棕熊就不再会游泳了。

这些实验研究虽然是初步的，但使我们看到了极为广阔的应用前景。随着脑电波的破译，人们完全有理由相信，一个"人电脑"广泛应用的时代在向我们招手。人类社会也因此必将发生不可预测的重大变化。"我钻到了你的心里，知道你在想什么"也许就不再是神话。

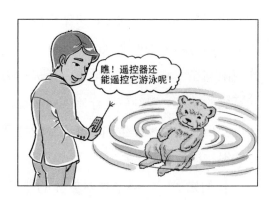

键盘遥控动物已不再是幻想了

● 开发脑世界处女地

我们对人的四肢活动中有"左撇子"、"右手利"的左右功能不对称现象司空见惯，不觉得奇怪。自从布洛卡发现人类大脑皮质语言中枢主要定位于大脑的左半球，才使人们初步感到，原来大脑左右两个半球的功能是不完全一样的，甚至也可以叫作"左撇子脑"和"右撇子脑"。

我们知道，大脑皮质的左右两个半球虽然是相互独立的结构，但是在两个半球的内侧面存在着一个叫作胼胝体的结构，通过大约1.75亿根神经纤维把两个半球互相联系在一起。

很早以前，人们就知道癫痫病患者是由于在大脑皮质上形成了一个过强的兴奋病灶，在治疗这种疾病时，医生们往往实行开颅手术，把皮质上的兴奋病灶切除。1940年，有两位医生在治疗严重的癫痫病时，决定把病人的胼胝体切断，也就是说，使用裂脑手术把大脑两半球分割开，目的是把癫痫病的发作只限制在一侧的大脑半球上，让另一侧大脑半球仍然正常地执行它的功能。单纯就治疗癫痫病来说，这种手术是有一定效果的。但是，后来医生们逐渐发现做过裂脑手术的病人会出现一些很有趣的反常现象。

我们知道，大脑半球对躯体的感觉和运动都是交叉管理的，即左半球管理右半侧躯体，右半球管理左半侧躯体。如果让裂脑病人闭上眼睛右手拿一个苹果，信息传到了大脑的左半球上，这时病人能够说出他手里拿的是苹果。如果把苹果放到病人的左手里，信息传到了大脑的右半球上，病人就说不出他手里拿的到底是什么，只是胡乱猜测一气。这说明大脑左右半球的功能是不一样的。

另一项对裂脑患者的视觉研究也说明裂脑患者与正常人是不一样的。物体在人眼内的成像是交叉的，左侧视野中的物体成像在视网膜的右侧，右侧视野中的物体成像在视网膜的左侧。视网膜左侧的信息只与脑的左半球相联系，视网膜右侧的信息只与脑的右半球相联系。大脑两侧半球上传来的信息再通过胼胝体互相联系综合，从而得出视觉的完整图像。但是裂脑病人就不能对两侧半球的视觉信息进行综合了，如果让裂脑病人看东西，有趣的现象就发生了。譬如，让裂脑病人看"中国北京"四个字，让病人的凝视焦点落在"国"和"北"字之间，那么，"中国"两字就传到大脑的右半球上，而"北京"两字就传到大脑的左半球上。这时候我们如果问病人看到什么字了，他回答说"北京"。但是当我们让病人用左手指出他所看到的文字时，病人所指的不是"北京"，反而是"中国"。

后来，科学家们终于发现，人类的大脑左半球在语言、书写、阅读、数学、逻辑、推理等方面确实是占优势的。但是，在对物体的二维、三维空间视觉定位分析，对音乐、情绪、情感、

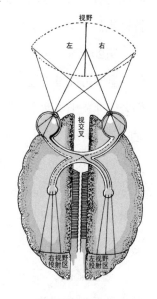

大脑中视野的交叉

创造等非语言方面，右半球则显著地占优势。有的学者说："沉默无言的右半球，在人类仍然有感知着、思考着、情绪激荡着的功能而学习和记忆。"所以说两个大脑半球各有所长、各有优势。这是大脑功能上的重大发现！因此，1981年的诺贝尔医学和生理学奖授给了大脑两半球优势的发现者佩斯里。

世界许多国家的科学家和教育工作者都普遍感到，目前中小学以"读、写、算"为主的教学活动，基本上都只是在利用大脑左半球的功能。大脑右半球的功能基本上被闲置起来没有充分使用。左半球负担过重，右半球闲置不用，这是极为不合理的。我们的教育活动过于偏重使用左脑，使得大脑右半球成为一片基本上未开发的处女地。同时也限制了人类自身智慧的发展和进步。这对于最大限度地全面开发脑的功能，释放智力能源是极为不利的，对于贯彻全面发展的教育方针、发展素质教育也是极为不利的。

近20年来，世界各国都普遍大声疾呼，开发右脑，大力开发右脑！道理再简单不过，两条腿走路绝对要比一条腿单蹦好得多。我们天生地长出了两个大脑半球，难道右半球就是单纯为了让我们闲置的，或者只是为了大脑形态左右对称的陪衬吗？

过去我们主要依靠大脑左半球的功能，就已经取得了自然科学和社会科学的巨大发展。相信今后随着人们对大脑右半球智慧能源的重视与开发，更加全面地释放人类的智力，我们一定会在科学研究方面取得更加辉煌灿烂的成就。

毫无疑问，两脑并用、两脑并重，是攻克人脑这个自然科学的最后堡垒最为有力、最为强大的武器！